AF218290

El talento cura

Gracias por creer en la innovación
y en le salud.

Tu talento transforma, innova
y también cura!

Mi abras,

El talento cura

Pongámonos de acuerdo en salud

Dr. César Velasco Muñoz

Prólogo de Xavier Marcet

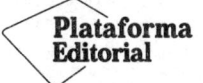

Primera edición en esta colección: enero de 2025

© César Velasco Muñoz, 2025
© del prólogo, Xavier Marcet, 2025
© de la presente edición: Plataforma Editorial, 2025

Plataforma Editorial
c/ Muntaner, 269, entlo. 1.ª – 08021 Barcelona
Tel.: (+34) 93 494 79 99
www.plataformaeditorial.com
info@plataformaeditorial.com

Depósito legal: B 23194-2024
ISBN: 979-13-87568-07-8
IBIC: MB

Printed in Spain – Impreso en España

Diseño de cubierta:
Pilar Eme

Adaptación de cubierta:
Grafime, S.L.

Fotocomposición:
gama, sl

El papel que se ha utilizado para imprimir este libro proviene
de explotaciones forestales controladas, donde se respetan
los valores ecológicos y sociales, y el desarrollo sostenible del bosque.

Impresión:
Romanyà Valls
Capellades (Barcelona)

A todas las personas que me han acompañado a lo largo de estos años de trayectoria profesional y personal: gracias por los aprendizajes, por compartir la pasión por la salud y por mostrarme que la curiosidad y la amistad son las fuentes más grandes de sabiduría.

A mi familia: gracias por recordarme el verdadero significado de la palabra salud.

A todas las personas que han leído o leerán este libro: gracias por la confianza y por la curiosidad.

A todas las personas que trabajan día a día por mejorar la salud de los demás: gracias por la inspiración.

La salud no es solo la ausencia de enfermedad, sino la fuerza que nos impulsa a transformar nuestra vida y la de otros. Es la base desde la cual podemos crecer, innovar y crear un futuro mejor para todos.

Índice

Prólogo

Lo que fascina de César Velasco es su forma de hablar y escribir sobre la salud. Su constante necesidad de reprimir las mil resonancias que cada ámbito le sugiere. Y es normal. Si atendemos su trayectoria en África como epidemiólogo, su experiencia en la gestión sanitaria o su paso por la OMS y multinacionales farmacéuticas, rápidamente nos damos cuenta de que este talento le ha permitido cruzar mundos, conocer ecosistemas y egosistemas de salud dispares y construir un criterio propio. César nos propone una narrativa sobre sistemas sanitarios genuina.

Él ha escrito un libro que no es exactamente el que usted, lector, se dispone a recorrer. Su libro inicial era una acumulación de conocimientos desproporcionada para un libro pensado en un público amplio. La humildad que sostiene a César lo lleva a compartir su conocimiento con mesura. ¡Este libro es una síntesis de una síntesis de otra síntesis! Por eso su ejercicio a la hora de escribir un libro ha sido inverso. Hay personas a las que no les llegan las ideas para escribir un libro; en el caso de César lo difícil es sintetizar en un libro su desbordante capacidad de pensar la salud. Hay libros que son meras compilaciones. Gente que ordena lo que otros han expresado. No es el caso. *El talento cura* propone un pensamiento propio. Lleno de referencias, es un pensamiento cultivado entre experiencias profesionales y procesos de aprendizaje del más alto nivel. Aquí, César Velasco destila, decanta, un pensamiento en el contexto de una vida profesional en continuo crecimiento. Y lo hace con un lenguaje que huye de los tecnicismos y la jerga pirotécnica tan habitual en el mundo de la salud. Es un libro para ser leído por expertos y legos, es un libro que tiene ritmo, que estimula el hambre para saber más.

En mi profana opinión, la salud entra en un momento decisivo. Igual que Internet cambió en los noventa nuestro paradigma de comunicación personal, la inteligencia artificial sostenida por datos masivos va a cambiar la forma en que gestionamos la salud. La generosidad de algunos profesionales me ha permitido pensar en este impacto desde el acompañamiento a la dirección de diversos hospitales y en la participación de algunos proyectos de investigación. Cambiar la forma como gestionamos la salud son palabras mayores, para cada uno de nosotros y para la sociedad. Hacerlo en un contexto donde la innovación en salud no para de crecer, pero en el que el agotamiento de los recursos de los sistemas nacionales de salud es más que evidente, añade una complejidad no menor al tema.

Estamos ante un siglo XXI que va a cambiar la forma de gestionar la salud. La salud mejorará desde la capacidad de personalización y precisión de la medicina. Venimos de un siglo xx en el que gracias a la medicina se ha prolongado la longevidad hasta dislocar los ciclos de vida en los que se asentaba la sociedad. Los cambios son muy profundos. Frente a estos cambios necesitamos faros. No necesitamos expertos (uno de los problemas de nuestras organizaciones de salud es que sean una colección de expertos). Necesitamos gente que nos lleve y nos comparta la sabiduría. Lean este libro y saborearán esta sabiduría. Ser experto está muy bien, requiere muchas horas. Pero la sabiduría no requiere solamente este tipo de conocimiento profundo, requiere también de gente que le añada humildad (reconocer límites, el imperativo de continuar escuchando) y generosidad (estar dispuestos a compartir con los demás lo que menos tenemos, nuestro tiempo). César Velasco reúne en este libro conocimiento, humildad y generosidad.

He visto a César liderar. Lo he visto inspirar (ustedes, como yo, se sentirán inspirados al leer este libro). Lo he visto hacer crecer a su gente. Lo he visto dirigir. Lo he visto pensar. Lo he visto iluminar los ojos ante eurekas íntimas y epifanías compartidas. Disfruten del libro. Es poliédrico. Sirve para médicos y personal sanitario en general, es útil para gestores de la salud, para políticos del ramo. Sirve para innovadores de todos los sectores. Sirve para aquellos que se acercan a la prospectiva sin abusar de la concatenación de profecías tecnológicas. Sirve para potenciar el talento (trayectorias con resultados por encima de la media) y para espabilar al no talento (trayectorias que incluyen excusas por encima de la media). Es un libro transversal, permite múltiples miradas. Dependiendo de la mirada con la que se acerquen, encontrarán la consistencia de alguien que es una referencia en un mundo que necesita guías para evitar papanatismos y ocurrencias y, por el contrario, centrar la perspectiva en aquello que realmente transformará la salud en el siglo XXI. Encontrarán una mirada humanista que no olvida el fin último de los sistemas sanitarios: las personas.

El talento que nos propone César Velasco nos guía, nos ayuda a tomar decisiones, nos permite esquivar la mediocridad. Es un talento que nos hace pensar. Es un talento que cura.

Gracias, César, por permitirme estar cerca y escribir estas palabras. Gracias por la inspiración.

XAVIER MARCET
Consultor internacional en estrategia,
innovación y transformación empresarial.
Presidente de Lead To Change

Diálogos de transformación |

Me llamo César y soy un médico un poco diferente, pues no me dedico a tratar pacientes individualmente. Se podría decir que los médicos como yo nos dedicamos a mejorar la salud de la población, incluso a veces pienso que lo que hacemos es transformar los sistemas sanitarios. Dedicarse a dar forma al cambio en el mundo de la salud es una tarea necesaria, porque los sistemas sanitarios se enfrentan a retos más complejos. También es interesante, porque trabajar en la intersección de la innovación y la salud me ha dado la oportunidad de vivir experiencias apasionantes. Esta es la aventura a la que te invito a sumergirte, la crónica de un viaje hacia la reinvención del sistema sanitario.

Me ha costado mucho decidirme a escribir este libro, en parte porque creo que cada profesional sanitario o cada paciente podría hacerlo desde su perspectiva y aportar algo interesante. También porque el viaje personal que me ha llevado a escribir estas líneas me ha hecho ser muy consciente de la magnitud del concepto de «salud», que usamos de manera habitual, pero que alberga tanta complejidad en sí mismo. Es imposible no sentirse vulnerable frente a un reto tan complicado como asegurar la salud para todos. Me gusta pensar que todos los que han colaborado en transformar e innovar algún aspecto de la salud de las personas lo han hecho con este mismo sentimiento de respeto y vulnerabilidad, ya que debemos ser humildes ante el reto de transformar el sistema sanitario en momentos de crisis y de mucha complejidad en nuestro entorno evidenciado por el envejecimiento de la población, las listas de espera, la cronicidad, las epidemias y un sinfín de amenazas para los sistemas de salud que no tienen una respuesta sencilla.

Tampoco he llegado aquí por casualidad. He trabajado como médico y epidemiólogo en África y Europa, en equipos fantásticos en hospitales y en instituciones internacionales como la Organización Mundial de la Salud y el Centro Europeo para la Prevención y Control de las Enfermedades, y he tenido la suerte de compartir reflexiones con grandes profesionales que contribuyen de manera anónima a mejorar la salud de los pacientes. Siempre he pensado que la profesión no es una carrera, no es cuestión de velocidad o de saltar obstáculos para llegar a una meta, prefiero hablar de trayectoria profesional, me ayuda a pensar que es más importante que las pequeñas decisiones vitales tengan sentido y respondan a quién eres por dentro. Quizá también huir del concepto carrera profesional, porque nunca he tenido claro cuál es la meta final. Me gusta más pensar que la vida es una combinación de destino y voluntad. Un destino que a veces nos sorprende con esos «trenes que parece que no volverán a pasar» y tenemos que decidir si cerrar los ojos y saltar con fuerza desde el andén. Y una voluntad que debe acompañarnos para perseguir la suerte. La suerte y la perseverancia son buenas compañeras de viaje. Durante este camino no he tenido la consciencia de haber llegado a una parte del viaje en el que me pueda considerar un referente en la transformación del sistema sanitario. Tampoco he sido del todo consciente de tener la visión o la capacidad de liderazgo de proyectos que pudiesen mejorar un sistema sanitario en crisis. Cuando miro hacia atrás veo las experiencias y las decisiones que he tomado con humildad, reconociendo que nadie posee las verdades y certezas que pueden resolver los grandes retos de la salud. Al mirar hacia delante me da una sensación de vulnerabilidad ante los grandes retos de la salud.

Sin embargo, algunos amigos y colegas de profesión me han animado a plasmar en papel algunas de las preguntas y reflexiones que me he ido encontrando a lo largo de este viaje. A menudo, al compartir mi ocupación, soy recibido con miradas de curiosidad y un aluvión de preguntas que revelan tanto inquietud como esperanza: ¿Por qué es necesario transformar el sistema sanitario?, ¿cómo podemos asegurar la sostenibilidad del sistema sanitario?, ¿qué podemos hacer para enfrentar a las crisis como epidemias, envejecimiento, cronicidad y tantas otras?, ¿cómo hemos llegado al punto en que la innovación en salud no es solo deseable, sino imprescindible?, ¿qué papel juega la inteligencia artificial (IA) en este intrincado *ballet* de avances científicos y atención al paciente?

He pasado mucho tiempo buscando respuesta a estas preguntas. Una trayectoria profesional, una especialidad médica, diversos másteres y un doctorado no son suficientes para tener certeza sobre las respuestas. Tampoco la experiencia profesional en el sistema público y en la industria biomédica, aunque es cierto que me ha ayudado mucho a unir puntos y entender el sistema de salud más allá de una única perspectiva. Ahora bien, las experiencias que me han llevado hasta aquí pueden ser relevantes para esbozar posibles respuestas. A lo que más doy valor en toda esta trayectoria es al conocimiento y a la visión de las personas y equipos con los que he trabajado a lo largo de todos estos años. Esta es una parte clave que considero que podemos aprovechar para encontrar algo de luz en un panorama sanitario incierto.

Tengo que reconocer que también me ilusiona pensar que con la fuerza de las palabras podamos construir juntos un marco común para transformar la salud, quizá con la esperanza de sumar fuerzas para dar respuesta a las preguntas que todos nos hacemos, o tal vez para que sirva de guía en el camino para ponernos de acuerdo en salud. Espero que estas páginas ayuden a la reflexión y, quizás, a expandir el perímetro de nuestro pensamiento en salud. Para transformar el sistema de salud no solo hacen falta respuestas, hacen falta personas. Los sistemas sanitarios están formados por personas, como tú y como yo. Como en el efecto mariposa, es necesario un movimiento inicial para generar una gran cadena de transformación, y tú puedes formar parte de la cadena. **Cada uno de nosotros puede formar parte de la respuesta a la pregunta «¿Cómo transformar el sistema sanitario?».** Estas páginas están impregnadas del espíritu de estos interrogantes; las reflexiones, experiencias y pistas que comparto buscan ser un faro en la exploración de estas cuestiones. Nos adentraremos en los entresijos de la innovación sanitaria, desenredaremos los hilos de las nuevas tecnologías y las oportunidades de la IA. Revelaremos juntos cómo estos elementos están entrelazados en la trama de nuestro sistema de salud.

Pero este libro no pretende ser solo una ventana a la evolución y al futuro de los sistemas sanitarios; es también una invitación a que tú, yo y cualquiera que lo sostenga entre sus manos se convierta en un partícipe activo del cambio y de la transformación. No importa el papel que desempeñemos en la sociedad; todos tenemos la capacidad de influir y ser parte de la transformación del sistema de salud.

Así que acompáñame. Sumérgete en estas páginas sin expectativas, pero con afán de encontrar tus propias respuestas. Espero que estas páginas nos traigan renovación y descubrimiento, mientras navegamos juntos hacia el destino de los sistemas sanitarios y vislumbramos el horizonte del futuro de la salud.

1.
¿Por qué la salud?

Un sistema de salud debe tener como misión preservar la salud de las personas. Prevenir la enfermedad, curar y tratar cuando sea necesario. Dar soporte desde que nacemos hasta que morimos para mejorar la vida. ¿Recuerdas los momentos en los que has sentido la vida en toda su plenitud? Es posible que los momentos en los que más vivos y felices nos sentimos sean los que vivimos sin preocuparnos por nuestra salud. También es posible que alcancemos la plenitud de vida cuando somos capaces de vivirla sin la restricción de la enfermedad, o el peso que nos recae cuando tenemos que cuidar la salud de los que nos rodean. Los sistemas sanitarios, volcados en una demanda asistencial cada vez mayor, parecen haber olvidado la importancia de la salud más allá de la patología, la salud ampliada, la vida.

Una sociedad que disfruta de un sistema de salud sólido contribuye de múltiples maneras a que vivamos mejor. **La prosperidad de la economía está vinculada a la salud de sus ciudadanos, primordialmente porque una sociedad**

sana es más feliz y productiva, pero también porque la salud es un sector económico en sí mismo. Cuando pensamos en salud, en cómo preservarla y mejorarla, debemos hacerlo desde el plano de la salud individual. Sí, todos somos o seremos pacientes en algún momento, pero también debemos hacerlo desde el plano poblacional, con la mirada puesta en la sociedad como un colectivo, profundizando en la importancia de la salud a nivel macro. Tras esta reflexión es sencillo comprender la importancia que tiene la salud para todos nosotros.

No puedo decir que la profesión de médico me viniera impuesta por herencia familiar, ni tampoco recuerdo ningún hecho traumático que me empujara a esta elección. Ni siquiera puedo bromear con que mi vocación naciera en una de esas series de televisión con sonrisa de George Clooney incluida... No, mi elección fue distinta, y me gusta pensar que es más elemental.

Cuando llegó la hora de escoger qué estudios universitarios quería cursar, tuve en cuenta muchos factores. Supongo que una combinación entre las razones que me habían llevado hasta allí y el sueño de futuro. Desde pequeño, el dibujo y la pintura han sido mi gran afición. Pese a esto, busqué una profesión que me permitiera ayudar a los demás y, entre las que valoré —ahora me parece muy lejano—, me planteé Bellas Artes o Arquitectura. Sin embargo, en aquel momento me pareció que la de médico era la mejor. Una buena combinación entre humanismo y ciencia, aunque con la incertidumbre de si la creatividad y el arte encajarían en el puzle.

Sin embargo, ninguna decisión es completamente racional, y no fue una excepción. Al fin y al cabo, gracias a los conocimientos científicos, podemos entender cómo funciona nuestro cuerpo, y eso nos permite hacer cosas maravillosas. La magia de la medicina me atrapó desde el principio. Escuchar cómo la educación para la salud evita que enfermedades crónicas que parecían incontrolables se puedan prevenir. Una operación quirúrgica realizada con precisión consigue que un órgano de otro ser humano tenga una segunda vida. Y un tratamiento antirretroviral adecuado permite que una persona que vive con VIH, que hace solo unas décadas hubiera padecido el impacto del sida, ahora pueda tener una vida normal, viendo crecer a sus hijos.

Cuando la profesión de médico te permite formar parte de quienes ayudan a mejorar la vida de las personas, es inevitable sentir una sensación embriagadora. La de haber ganado la partida. Trabajar en el sistema sanitario te permite enfocar tus energías a luchar contra afecciones y enfermedades, mejorar la salud de las personas y prolongar sus vidas mucho más de lo imaginable hace unos pocos años. Para poder describir lo que significa salud, necesito que me acompañes en un viaje.

Recuperando el rumbo y conectando con lo esencial

En el curso de nuestras vidas es fácil desviarnos del camino. A veces, las ambiciones profesionales y las demandas cotidianas nos alejan de nuestras verdaderas pasiones y propósitos. Sin embargo, no es la trayectoria profesional por sí sola lo que define nuestra existencia, sino la trayectoria vital que construimos a través de nuestros aprendizajes, vivencias y reflexiones. Este libro es un testimonio de ese viaje de redescubrimiento y conexión con lo esencial, con la salud o con la vida o con comoquiera que llames a lo que es importante para ti.

Mi pasión por transformar sistemas sanitarios no surgió de repente, tampoco nació de un propósito o inspiración inicial. Las decisiones profesionales que he ido tomando me han ido llevando poco a poco a trabajar con el foco de transformar el sistema de salud o, al menos, a entender el sistema sanitario y trabajar por dar respuesta a los retos que enfrenta, y que sea la columna vertebral de mi trabajo. No sé cuál es el sentido de la vida, pero sí sé que se hace camino al andar. Probablemente, eso que se conoce como «propósito» sea nada más y nada menos que lo que acaba siendo importante en la vida de uno. Por eso me gusta pensar que la vida me ha dado una oportunidad increíble de entender la salud desde diferentes puntos de vista, desde el ámbito de la asistencia sanitaria, haciendo guardias de urgencias hasta la experiencia de liderar la respuesta a una pandemia o de participar en el grupo de expertos de la vacuna frente al ébola en la OMS. Estoy muy agradecido por todas estas experiencias que me llevaron esfuerzo, alegrías y también algunas desilusiones. Es cierto que siempre que he tenido la opción de decidir un siguiente trabajo o proyecto, he intentado pensar, «César, ¿si fueses millonario, qué elegirías?, ¿si no hubiese riesgo en la decisión, qué camino escogerías?, ¿si no hubiese posibilidad de fracasar, qué riesgo profesional tomarías?», y lo que siempre me ha resultado más difícil, he tomado la decisión como si el riesgo, el fracaso o la seguridad no importasen. Al fin y al cabo, la vida es demasiado corta como para no arriesgar algo.

En cada paso he intentado guiarme pensando en el «Para qué» de uno u otro proyecto, tratando de conectar con la fuerza interior de hacer algo que te ilusiona. Aunque no soy mucho de seguir consejos vitales, hay uno que me ha acompañado mucho tiempo: en cada momento de la vida, en cada etapa, siempre va a haber algo que te preocupe. En cada proyecto profesional siempre va a haber un reto que parece imposible, una encrucijada que parece no tener solución o, sencillamente, que no tiene solución. El consejo vital es que aprendamos a disfrutar y a vivir con esta sensación porque nos va a acompañar de por vida. Ser feliz con la sensación de que hay algo que te preocupa. Imagínate, es complejo disfrutar del sistema sanitario que tenemos pensando en los retos que afrontarán en el futuro. Pero tenemos que saber parar, relativizar y disfrutar.

Pensar rápido y despacio

Continuando con esta reflexión, y tomando en cuenta las enseñanzas del libro *Pensar rápido, pensar despacio*, de Daniel

Kahneman, podemos apreciar la importancia de cómo gestionamos nuestras decisiones y cómo percibimos los desafíos. Kahneman, un psicólogo y economista laureado con el Premio Nobel en 2002, introduce la idea de dos sistemas de pensamiento: el Sistema 1, que es rápido, intuitivo y emocional; y el Sistema 2, que es más lento, deliberativo y lógico.

En el contexto de los desafíos constantes tanto en la vida personal como profesional, especialmente en el ámbito de la salud pública y el manejo de enfermedades como el VIH, estas formas de pensar son fundamentales. El Sistema 1 puede llevarnos a reacciones inmediatas y a veces precipitadas frente a los problemas urgentes; es la parte de nosotros que responde de manera visceral a la noticia de un rebrote o a la falta de recursos. Sin embargo, es el Sistema 2 el que debemos cultivar más conscientemente en nuestra práctica profesional. Este sistema nos permite dar un paso atrás, analizar los datos, ponderar las consecuencias a largo plazo de nuestras acciones y planificar estrategias efectivas para el futuro.

La habilidad de «pensar despacio» en medio de una crisis de salud pública permite una comprensión más profunda y matizada de los problemas. Nos ayuda a identificar no solo soluciones temporales, sino también estrategias sostenibles que pueden transformar el curso de una enfermedad y mejorar significativamente la calidad de vida de los pacientes a largo plazo. Este enfoque también es crucial cuando pensamos en la sostenibilidad económica de las terapias frente al VIH, cuando las decisiones rápidas pueden llevar a soluciones costosas y menos efectivas a largo plazo.

Aprender a disfrutar de la sensación de preocupación o de los aspectos de la vida menos agradables, como sugiere el consejo vital que me ha acompañado, es en parte aprender a aceptar que siempre habrá elementos fuera de nuestro control. Pero más que eso, es un reconocimiento de que dentro de esa preocupación también reside la posibilidad de innovación y mejora. Es en esos momentos de incertidumbre cuando frecuentemente encontramos la mayor motivación para cambiar, adaptar y evolucionar nuestras prácticas y nuestro enfoque.

Por lo tanto, mientras nos enfrentamos a los retos del sistema sanitario y sus futuros obstáculos, es importante tomar un momento para apreciar los logros y las lecciones aprendidas. Debemos balancear nuestro pensamiento rápido, instintivo, con un pensamiento más lento y deliberativo, que evalúe todas las opciones disponibles y sus implicaciones. En este equilibrio entre la preocupación y el análisis, entre la acción rápida y la reflexión cuidadosa, es donde realmente podemos empezar a disfrutar del proceso y encontrar satisfacción en nuestro trabajo, sabiendo que cada paso, no importa cuán pequeño sea, está contribuyendo a un bien mayor.

Lo que nos mueve

La vulnerabilidad de las personas en situaciones de crisis sanitaria ha sido una constante en mi camino, revelando las muchas facetas de la injusticia que permea nuestras estructuras de salud. Al vivir de cerca la fragilidad de comunidades afectadas por enfermedades como el ébola, he experimentado de primera mano cómo las deficiencias en el cuidado de la salud pueden tener consecuencias devastadoras para aquellos que se encuentran en los márgenes de la sociedad. ¿Qué valores te mueven por dentro? Siempre he pensado que hay uno o dos temas que nos remueven por dentro y se activan como un resorte para hacernos actuar. A mí me mueve la justicia. Es como una fuente de fuerza interior, un hilo conductor que me hace pensar que todas las personas se merecen un sistema sanitario potente, un sistema sanitario como el que disfrutamos en el país donde tuve la suerte de nacer. Con sus retos, con su necesidad de transformación, pero con toda la fuerza de un sistema de gran calidad, de acceso universal y de primer nivel. Solo tienes que haber visto las consecuencias de no tener un sistema sanitario de calidad para darte cuenta de lo importante que es preservar el sistema sanitario que tenemos. Y es más, entendiendo las bondades de un sistema sanitario de primer nivel, el resorte de conseguir desarrollar y mantener un sistema sanitario de calidad siempre me ha parecido una razón de justicia, de hacer lo justo. Para mí, mejorar y transformar los sistemas sanitarios es más que un trabajo, es algo que disfruto, que me conecta con una sensación de estar haciendo lo correcto. Al compartir estas experiencias, espero no solo arrojar luz sobre los desafíos y las recompensas de este campo, sino también inspirar a otros a encontrar y seguir su propio «Para qué», para que juntos podamos contribuir, desde donde estemos o podamos, a un mundo más justo y equitativo.

En estas páginas encontrarás una historia de transformación en salud. No te prometo descubrir el propósito de la vida, o el de la salud, pero sí te invito a reflexionar sobre tu propio viaje, a redescubrir lo que verdaderamente nos importa y a alinear tu vida con esos «Para qué» esenciales que dan verdadero significado a cada día. Esta es una mirada positiva y de futuro para todos aquellos que, como yo, creen en el futuro del sistema sanitario y que es posible transformarlo desde su profesión y desde cómo entendemos el concepto de salud e innovación. Innovaciones tecnológicas, terapias innovadoras, técnicas quirúrgicas punteras, avances en genómica y salud digital... Y, entonces, casi a traición: la muerte.

Un viaje en el tiempo

Para mí fue un *shock* cuando, a través de películas como *Philadelphia* y posteriormente *The Normal Heart* (*Un corazón normal*), descubrí el impacto devastador de una epidemia histórica: el VIH y sus inicios. Este virus emergió como una sombra mortífera sobre la comunidad global a principios de la década de 1980, marcando un antes y un después en la historia de la salud pública. La enfermedad, inicialmente rodeada de estigmas y malentendidos, comenzó como un misterio médico, asociada a grupos específicos y, por ende, marginada y malinterpretada por muchos en sus primeros años.

El virus se cobró la vida de innumerables individuos talentosos y brillantes como artistas, abogados o científicos, que podrían haber continuado contribuyendo enormemente a nuestra cultura y sociedad. La epidemia cortó abruptamente estas vidas, dejando un vacío en una generación, comparable a una escalera a la que le falta un peldaño. ¿Y por qué sucedió esto? Principalmente, por la falta de conocimiento y un comprensible miedo a lo desconocido, que llevó a reacciones tardías por parte de los sistemas de salud y la sociedad en general.

La historia de la epidemia causada por este virus es devastadora por todo el dolor y la pérdida que causó en sus inicios, pero también es inspiradora por la historia de superación de todos los héroes anónimos que hicieron frente a esta epidemia. Para mí, el origen de esta epidemia está lleno de significado por los grandes profesionales, científicos y pacientes que cambiaron el curso de esta enfermedad. Durante esos años críticos, la comunidad científica se enfrentó a un reto monumental y, gracias a investigaciones incansables y colaboraciones a menudo desafiantes, se comenzaron a desarrollar los primeros tratamientos antirretrovirales. El desarrollo de estos fármacos fue un punto de inflexión que cambió la vida de muchas personas, transformando la infección de una sentencia de muerte a una enfermedad crónica manejable, ofreciendo a los pacientes una esperanza y una calidad de vida antes impensable. Este progreso no solo refleja un logro en la ciencia médica, sino también un avance crucial en la lucha por la justicia y los derechos sociales. Las décadas que siguieron vieron cómo los activistas y las comunidades afectadas luchaban incansablemente no solo por tratamientos efectivos, sino también por el reconocimiento y la igualdad de derechos civiles. La lección más grande que se puede extraer de la respuesta al virus es el respeto y la admiración por los profesionales sanitarios y pacientes que cambiaron la historia de esta enfermedad. **La historia nos enseña que la compasión, la educación y la ciencia deben ir de la mano para afrontar cualquier crisis de salud pública o epidemia.** Creo que hemos heredado una responsabilidad: el legado de garantizar que ninguna otra generación sufra una pérdida tan devastadora como la que ha causado esta epidemia.

Un camino de aprendizajes

No obstante, a pesar de estos avances, esta epidemia sigue siendo un problema considerable de salud pública que continúa afectando a millones de personas en todo el mundo, particularmente en comunidades de bajos recursos y en países con sistemas de salud menos desarrollados. Los desafíos persisten en la forma de acceso desigual al tratamiento, estigmatización de los afectados, y la necesidad de educación continua sobre la prevención y gestión de la enfermedad.

Durante mis años como médico residente, tuve la oportunidad de trabajar para mejorar la calidad de vida de las personas que viven con VIH. Estoy seguro de que aprendí mucho más de los pacientes y sus experiencias que lo que pude aportar como médico. La idea de entender mejor cómo podemos mejorar la vida de las personas con VIH me llevó a trabajar desde diferentes perspectivas con diferentes colectivos, desde la consulta de vacunación del adulto en el Hospital Clínic de Barcelona hasta el programa de vacunación de colectivos vulnerables con la Agencia de Salud Pública de la ciudad. Enfoqué el máster de Salud Pública a estudiar la sostenibilidad económica de las terapias frente al virus y posteriormente tuve la oportunidad de investigar y dar asistencia en Mozambique en el Centro de Investigación de ISGlobal en la ciudad de Manhiça. Esta experiencia me ayudó a entender más sobre el impacto clínico del sida en colectivos de pacientes vulnerable en países en vías de desarrollo. Aprender ha sido y sigue siendo un mantra en mi vida, rodeándome de personas inquietas y llenas de preguntas y respuestas que ayuden a hacer del mundo un sitio mejor. Cuando defendí la tesis doctoral sobre VIH y salud global, tenía una sensación extraña, la de haber dedicado mucho tiempo y esfuerzo a entender cómo transformar el curso de una enfermedad sin realmente haber conseguido cambiar la vida de cientos de miles de pacientes que viven con ella.

De manera contundente y abrumadora, esta enfermedad nos muestra todo lo que aún queda por hacer. El esfuerzo continuo, la dedicación y el aprendizaje constante han sido compañeros en este viaje. Cada paciente, cada colega y cada mentor han contribuido a ampliar la visión, a transformar las preguntas y a ayudarme a entender lo abrumador que puede llegar a ser el reto de transformar un sistema de salud. La lucha contra el VIH exige una innovación constante no solo en términos médicos, sino también sociales. Nos continúa obligando a plantearnos cómo abordamos los retos sanitarios y cómo nos formulamos las preguntas. Hoy en día, sigo llevando conmigo las lecciones aprendidas y la humilde comprensión de que el esfuerzo colectivo es vital. Cada pequeño paso hacia delante es un paso hacia un mundo donde el virus ya no sea una sentencia, sino una condición con la que se puede vivir. En algunos sistemas sanitarios del mundo, en los que hay acceso a las terapias antirretrovirales de manera asequible, esto ya es una realidad. Sin embargo, en muchos lugares del mundo y para muchos pacientes sigue siendo una utopía.

Creo que el combate frente a las epidemias es un ejemplo de la importancia de la intervención global coordinada y la necesidad de un compromiso político y social continuo. Los esfuerzos para combatir este devastador virus han demostrado que la colaboración entre Gobiernos, organizaciones sin fines de lucro, comunidades afectadas y el sector privado es crucial para hacer frente a desafíos de salud pública de esta magnitud. En este esfuerzo, todos, desde profesionales hasta pacientes, jugamos un papel crucial.

La historia del VIH ha enseñado a la comunidad médica y al mundo la importancia de la resiliencia, la innovación y la compasión. Creo que estos principios deben guiar nuestro enfoque para afrontar no solo la infección, sino también otras enfermedades crónicas y emergentes que continúan desafiando nuestra sociedad a nivel global.

Viaje al centro de la vida

El ébola, un virus devastador conocido por su alta tasa de mortalidad y por provocar epidemias graves en algunas partes de África, irrumpió en la conciencia global en 2014 con un brote que rápidamente se convirtió en una emergencia internacional. En medio de esta crisis, mi responsabilidad como epidemiólogo en el Centro Europeo de Control de Enfermedades era doble: monitorear la propagación de la enfermedad y ayudar a diseñar estrategias para contenerla, especialmente protegiendo a aquellos que estaban en la línea del frente: los trabajadores sanitarios.

Fue una experiencia que consolidó mi comprensión de la salud global y la interconexión de todas las vidas. El diseño de protocolos para proteger a los sanitarios frente al ébola en la Unión Europea se convirtió en mi foco principal. Estos protocolos incluían medidas estrictas de control de infecciones, uso de equipos de protección personal (EPP), procedimientos seguros de descontaminación y entrenamientos regulares para el personal médico y de apoyo.

El desafío no era solo técnico, sino también emocional. Cada protocolo tenía que equilibrar la urgencia médica con la humanidad, asegurando que los sanitarios pudieran hacer su trabajo sin convertirse en víctimas del virus. Esto requería una comprensión profunda no solo de la epidemiología del ébola, sino también de la psicología humana bajo estrés extremo.

En esos días, el centro de emergencias se convirtió en mi laboratorio, mi campo de batalla y mi hogar. Diseñar y ajustar los protocolos mientras recibíamos información en tiempo real sobre nuevos casos y transmisiones era una tarea abrumadora. Cada decisión podría significar la diferencia entre la vida y la muerte para los pacientes con ébola y para aquellos que cuidaban de ellos.

Después de varios meses de esfuerzo incansable para minimizar el impacto del ébola en Europa, sentí crecer dentro de mí un impulso irrefrenable. Necesitaba estar en el lugar donde realmente se necesitaba apoyo, en el corazón de la epidemia. Fue entonces cuando decidí optar a una posición en el Grupo de Alerta y Respuesta Operacional Global (GOARN), de las Naciones Unidas, una red colaborativa coordinada por la Organización Mundial de la Salud (OMS) que moviliza recursos internacionales para responder a eventos de salud pública de importancia internacional. Está compuesto por instituciones de salud de todo el mundo que trabajan conjuntamente para fortalecer la preparación y la respuesta ante brotes epidémicos.

En la sede de la OMS en Ginebra, pasé por una rigurosa formación en protocolos de emergencias sanitarias, manejo de enfermedades infecciosas y medidas de protección personal críticas para trabajar en entornos de alto riesgo, y poco después me encontraba en un avión en Bruselas con destino a Freetown, Sierra Leona.

La fragilidad de los sistemas sanitarios frente a las epidemias

Mi decisión estaba profundamente arraigada en mi experiencia previa en Mozambique, donde había realizado parte de mi residencia como médico, y donde aprendí la importancia de estar en el terreno, participando directamente en la lucha contra las enfermedades infecciosas. Más que nunca, quería ser parte de la solución; sabía que las epidemias se contienen eficazmente en los lugares donde se propagan. Fue un acto de compromiso con mis convicciones más profundas. Entendía que estar donde se nos necesita es lo más justo. Quizá tenía un sentimiento de deuda con el verdadero objetivo de la profesión de epidemiólogo. Trabajar en el ojo del huracán no solo se trataba de aplicar mis habilidades clínicas y epidemiológicas, sino también de aprender de las comunidades afectadas, entender sus necesidades y responder tan respetuosamente a sus tradiciones como a la urgencia sanitaria. Es increíble el impacto en vidas de las intervenciones sanitarias y humanitarias. También, por el hecho de estar allí, y como un efecto secundario que no buscábamos, ampliamos la perspectiva sobre cómo la salud de la población en países muy desarrollados dependía de controlar la epidemia en países en vías de desarrollo con sistemas sanitarios más frágiles. En un mundo cada vez más conectado, la salud y la enfermedad están en parte globalizadas. Sierra Leona no era un país preparado para una epidemia de esas características. Carecía de los medios suficientes para generar estructuras médicas y sociales para hacer frente a un virus íntimamente asociado a gestos cotidianos fuertemente arraigados. No tenía un sistema de sanidad a la altura del reto que se le había venido encima, además, se habían desbordado sus recursos de salud comunitaria, higiene o educación. Todo ello provocó miles de muertes y que uno tuviera la sensación de encontrarse en una sociedad de supervivientes. Había signos muy claros, como el toque de queda que dominaba las ciudades con un silencio atronador y una desconfianza nada características de las calles de un país africano. Los colegios permanecían cerrados y las clases se habían trasladado a los programas de radio impartidos por periodistas locales con el apoyo de Unicef. Quienes lo habían conocido antes de esa crisis hablaban con tristeza de este silencio de calles inertes, donde ya nadie bailaba ni se escuchaba música.

Pocas horas después de mi llegada, comenzó el trabajo frenético. Los equipos de personal local se combinaban con epidemiólogos de la OMS o de Médicos Sin Fronteras para coordinar la respuesta en los diferentes barrios. El ébola había comenzado a expandirse desde una pequeña aldea rural, donde el «caso 0» que se estableció al principio del brote se trataba de un niño. Mientras jugaba con los agujeros de un árbol, parecía haber estado en contacto con murciélagos que le habían contagiado el virus, comenzando así una cadena de infecciones de persona a persona que había llegado a las ciudades para quedarse. En ese momento, el reto se encontraba en las comunidades más vulnerables, en los barrios marginales situados a orillas del mar, conocidos como «wharf». A diferencia de las zonas con mayor poder adquisitivo de la ciudad, donde de manera lenta, pero perceptible, empezaban a calar las medidas sanitarias que promulgamos los salubristas. Estos lugares constituían un mundo aparte. Enormes barriadas en las que se agolpaban chozas e infraviviendas con callejuelas de apenas un metro de ancho, suelos de arena, piedra y barro, cruzados por un canal que hacía las veces de alcantarilla... Un lugar en el que buscar a todas y cada una de las personas que podían haber estado en contacto con un caso de ébola era una tarea ardua. La interacción era muy compleja, familias que habían sufrido pérdidas de seres queridos, el miedo a contagiarse y la desigualdad siempre estaban presentes.

Unas semanas después visité uno de los centros de tratamiento del ébola. Es difícil olvidar el impacto que produce entrar en un lugar como ese. Ese algo indefinido contra el que llevas luchando muchas horas, ese enemigo que muchos intentan eliminar se encuentra concentrado ahí. No lo puedes ver, pero su efecto puede ser devastador. El primer paso era una oficina precaria en la que había que pisar un balde de agua y lejía para desinfectar los zapatos, luego lavarse las manos con solución hidroalcohólica y, después, el guardia nos tomaba la temperatura con uno de esos aparatos que apuntan a la sien. Tras pasar por el vestuario y ponerme unas botas altas de plástico resistente, pude acceder a la zona verde que solo la transitaban los trabajadores del centro. Se trataba de un campamento con la superficie de un campo de fútbol, una suerte de ciudad en miniatura con calles formadas por las tiendas de resistente tela blanca y las casas de ladrillo encaladas. Mientras nos explicaban el funcionamiento —dónde está la farmacia o los incineradores de material infeccioso—, yo trataba de interiorizar el significado de este lugar donde era más fácil morir que vivir.

Al fondo se encontraban las zonas amarilla y roja, áreas restringidas y muy temidas por la población local por la sombra de muerte que se ceñía sobre ellas. Se trataba de una zona cercada, donde solo estaban las personas enfermas, que eran atendidas por personal con traje de protección individual para así impedir la contaminación al realizar tareas asistenciales o de mantenimiento de las zonas infectadas. La seguridad es máxima, pero, aun así, al cruzar la valla, contenía la respiración.

Una tarde, camino del laboratorio, descubrí un muro con decenas de manchas de colores.

—Son las huellas de los supervivientes —me dijo Fatimah, la enfermera del equipo, mientras señalaba una caseta de doble puerta que comunica las zonas roja y verde, separadas por una valla infranqueable—. Y esa es la ducha de la esperanza. Aquí hay un antes y un después para quienes consiguen sobrevivir a la enfermedad.

«¡Claro! —me dije con una sonrisa—. Eso es lo que permite a esta ciudad seguir viviendo».

La esperanza

Esa parecía la única razón para explicar las sonrisas que todavía se podían ver en un país devastado por el ébola. Hombres que habían perdido a sus hermanos, mujeres que habían enterrado a sus maridos, niños que habían visto morir a sus madres... Si toda esta gente era capaz de sonreír, era porque no habían perdido la esperanza de sobrevivir. Un día dejarían atrás este momento y recuperarían las vidas felices de las que habían gozado hasta entonces: bailes en las calles, fútbol en las canchas, escuelas llenas de niños...

Uno llega de Ginebra con una misión cargada de lógica y coherencia científica, pero para entender cómo una enfermedad afecta a la población debemos conocer las fragilidades del sistema, sus vulnerabilidades, sus fortalezas y las barreras impenetrables que a veces construye la cultura o la tradición. Las aldeas a las que llegábamos estaban integradas por casas humildes de adobe, compactas y abigarradas. Las familias, muchas veces numerosas, convivían con varias generaciones. A pesar del miedo y la incertidumbre, los aldeanos se aferran a sus rutinas diarias, manteniendo vivo el pulso de la comunidad. Las tradiciones, las labores en los campos y los mercados, los ritos comunitarios, todo continúa con una resistencia casi desafiante ante la amenaza constante de la enfermedad. Mi relación con los aldeanos se forjó lentamente, a través de gestos de respeto y paciencia. Aprendí a escuchar más y hablar menos, a observar sus prácticas y participar discretamente en su cotidianidad. Este acercamiento gradual ayudó a construir un puente de confianza que, aunque frágil, permitió momentos de verdadera conexión humana.

En una de esas aldeas conocí a Baindu, una anciana menuda y muy enferma, cuya fortaleza y dignidad al enfrentarse a la enfermedad sin quejas me enseñaron más sobre la resiliencia humana que cualquier libro de medicina. Falleció dos semanas después de nuestro primer encuentro, y sus familiares y vecinos tocaron música y celebraron su despedida. Qué gran diferencia con los procesos de final de vida en nuestro entorno. Como médico, he acompañado a pacientes y a sus familias en el proceso de despedirse. Siempre en el entorno hospitalario, en el que se trabaja para dar toda la dignidad y privacidad posible para acompañar la muerte. La sociedad occidental ha desnaturalizado la muerte, apartándose de la realidad aplastante del regalo que es la vida hasta que se apaga.

¿Te has parado a pensar a quién consideramos gente mayor? Habitualmente pensamos que es aquella que es más mayor que nosotros. ¿Qué haremos cuando llegue el momento en el que no haya mucha gente mayor que nosotros? Si tenemos suerte y llega ese momento, es posible que la conclusión sea que lo importante es el camino, no el final.

Pero el final es importante, y el sistema sanitario debe tener como misión ayudarnos a vivir mejor y acompañarnos en el final. Este propósito es el que me hace estar enamorado de mi trabajo, de mi profesión y del reto de transformar los sistemas sanitarios.

En mi etapa como director de la Agencia Catalana de Evaluación y Calidad Sanitaria tuve la oportunidad de participar en la creación y lanzamiento de un proyecto único: el «Observatorio de la Muerte». Un proyecto impulsado por el Sistema de Salud que utilizaba los datos sanitarios para evaluar cómo viven las personas sus últimos años o meses de vida. Qué pasa cuando nos quedamos solos, cómo nos impacta la soledad no deseada, dónde vivimos, quién nos cuida, qué diferencias hay en el proceso de despedirnos de este mundo según nuestro sexo, nuestro nivel socioeconómico o nuestro código postal. Exploramos en profundidad las patologías y los síntomas más frecuentes en los meses antes de morir. También si los hogares, las residencias o los hospitales eran los lugares donde pasamos los últimos días, y cuáles son las enfermedades responsables de la muerte. Las conclusiones fueron duras: en gran parte pasamos nuestros últimos días solos, ingresados en un hospital y rodeados de un sistema preparado para alargar nuestras vidas, que se ve saturado ante la necesidad de acompañarnos y darnos confort en el proceso de morir. Uno de los detalles que más me llamó la atención fue que la propia población no quiere que el sistema sanitario trate con eufemismos la muerte. En el proceso de crear el observatorio se consultó a la ciudadanía sobre qué nombre debíamos poner a un proyecto así, proponiendo «Últimos días» o «Final de vida», pero eligieron «Observatorio de la Muerte». Nos pidieron que diéramos un nombre objetivo a la manera en la que morimos, pues solo así podemos tomar mejores decisiones como sociedad y afrontar que debemos transformar cómo vemos la muerte para poder dignificarla. Solo de este modo podemos transformar un sistema sanitario enfocado en curar hacia un sistema de salud que nos acompaña cuando probablemente más vulnerables somos.

La muerte es lo que da sentido a la vida

La muerte nos recuerda la importancia de cada momento que vivimos. Al enfrentarnos a esta inevitabilidad, el sistema sanitario tiene un papel crucial no solo en prolongar la vida, sino en enriquecer su calidad hasta el final. Esta visión amplía el enfoque tradicional de la medicina, que a menudo se centra en la cura, para incluir el cuidado integral del ser humano en todas sus etapas, especialmente en las más delicadas.

La transformación de los sistemas sanitarios hacia esta visión de salud más holística requiere un cambio fundamental en cómo percibimos y abordamos la muerte. Es esencial reconocer la muerte como parte del ciclo natural de la vida y preparar a nuestra sociedad y a nuestro sistema de salud para abordarla con dignidad, compasión y respeto. El «Observatorio de la Muerte» es un paso hacia esta comprensión, proporcionando datos que informan y que desafían nuestras normas culturales y prácticas institucionales.

Al permitir que la muerte entre en el discurso de la salud de una manera transparente y objetiva, podemos comenzar a diseñar servicios que realmente respondan a las necesidades de las personas en sus momentos más vulnerables. Esto significa priorizar el confort, el apoyo emocional y la compañía, asegurando que nadie tenga que afrontar sus últimos días en soledad o sin el cuidado adecuado.

Aceptar y respetar la muerte nos permite, como sociedad, abrazar la vida con mayor intensidad y propósito. En este sentido, transformar cómo morimos es, en última instancia, transformar cómo vivimos.

2.
Múltiples definiciones de salud

La salud va más allá del mero hecho de estar vivos. ¿Qué os parece si acordamos que debemos reconectar con la importancia de la vida para poder hablar de salud? Acuñemos el concepto «salud ampliada», que nos ayuda a pensar en la salud más allá de la ausencia de enfermedad.

Vida

Salud no solo como ausencia de enfermedad

+

Muerte

Reconexión social con el concepto muerte

=

SALUD AMPLIADA

Más allá de trabajar para prolongar la vida, debemos poner el foco en la calidad de esta vida y también en mejorar la calidad del proceso de abandonarla. Gran parte de la inversión y del esfuerzo de los sistemas sanitarios de los países desarrollados está en prolongar la vida, sobre todo en las fases más avanzadas de la enfermedad. Ponemos quizá demasiado foco en atender a la salud cuando se apaga, cuando está más cercana a la muerte, pero ¿podemos imaginarnos un sistema sanitario enfocado en alargar la vida desde el principio? ¿Afrontando las causas de las causas? La prevención, la promoción de la salud y el diagnóstico precoz de la enfermedad en las fases iniciales son estrategias orientadas a prolongar la vida con calidad. Son la palanca para que los sistemas sanitarios que fundamentalmente tratan la enfermedad se transformen en sistemas de salud.

La vida sin la muerte

A menudo nos preguntamos cuán valiosa es la vida, sin embargo, ¿somos realmente conscientes de la inminencia de la muerte? Quizá no discutimos lo suficiente sobre la trascendencia de la vida y cómo esta perspectiva debería influir en cada aspecto de nuestras profesiones, especialmente en el campo de la medicina.

¿Cómo cambia nuestra percepción de la vida y la salud cuando afrontamos la realidad de la muerte? ¿Podemos, como profesionales, ignorar la dimensión espiritual y emocional de la atención que proporcionamos? Estas preguntas nos invitan a reflexionar sobre el valor intrínseco de cada momento de existencia y sobre cómo este entendimiento debería moldear nuestra aproximación a la medicina y a la atención sanitaria en general.

El amor por la vida y el ineludible encuentro con la muerte me llevaron, años después, a dedicarme a la investigación del VIH y a la salud global en mi tesis doctoral. Fue precisamente el impacto devastador del virus, en especial en sus formas más agresivas y rápidamente progresivas, lo que me motivó. Mi objetivo era comprender mejor cómo abordar esta enfermedad, que a menudo se manifiesta en los márgenes de nuestras sociedades y afecta desproporcionadamente a los más vulnerables. Me di cuenta de que mejorar la forma en que tratamos enfermedades como esta podría servir como modelo para otros aspectos de la atención sanitaria, promoviendo un enfoque más humano, integral y eficiente. Este deseo de mejora no se limita a la implementación de nuevas tecnologías o terapias; se extiende a la necesidad de reevaluar y posiblemente rediseñar nuestros sistemas sanitarios para que sean más inclusivos, accesibles y efectivos. Al hacerlo, podemos esperar no solo prolongar la vida, sino también enriquecer la calidad de la vida que salvamos.

Al reflexionar sobre estos temas nos enfrentamos a preguntas fundamentales sobre el propósito y la dirección de nuestra labor médica. ¿Estamos tratando enfermedades o estamos facilitando una vida plena y significativa? ¿Cómo podemos equilibrar estos objetivos en un mundo que valora tanto la eficiencia como el coste-efectividad? Estas cuestiones deben guiar nuestra búsqueda constante de un sistema sanitario que realmente valore y celebre la vida en todas sus fases.

La definición oficial de salud

La salud, ese estado esquivo y multifacético que todos buscamos, ha sido definida y redefinida a lo largo de los años por numerosas entidades y expertos en un intento de capturar su esencia y dirección, pero ¿cómo se define de manera oficial la salud? La OMS la definió por primera vez en 1948 como «un estado de completo bienestar físico, mental y social», y en 1974 Hanlon articuló que «la salud pública se dedica al logro común del más alto nivel físico, mental y social de bienestar y longevidad, compatible con el conocimiento y los recursos disponibles en un tiempo y lugar determinados; con el propósito de contribuir al desarrollo de la vida del individuo y de la sociedad». Esta perspectiva destaca el objetivo de la salud pública de optimizar el bienestar en todos los aspectos de la vida humana, no solo atendiendo a la ausencia de enfermedad, sino también promoviendo una calidad de vida integral que abarca lo físico, lo mental y lo social.

En 1986, la OMS promovió una perspectiva holística del concepto de salud, incorporando el desarrollo personal y social. La salud pasó así a contemplarse como la capacidad de desarrollar el propio potencial personal y de responder de forma positiva a los desafíos del entorno. De esta manera, la salud dejó de entenderse solo como la ausencia de afecciones o enfermedades. Esta visión ha guiado y desafiado a las políticas de salud pública en el mundo, al enfatizar la salud como un derecho humano básico y un objetivo esencial que debe ser accesible para todos. Para poder transformar la salud, debemos entender cuáles son las piezas fundamentales de lo que llamamos el sistema de salud.

¿Qué es un sistema de salud?

Un sistema de salud incluye los conceptos de promoción y prevención de la salud, más allá de la atención sanitaria.

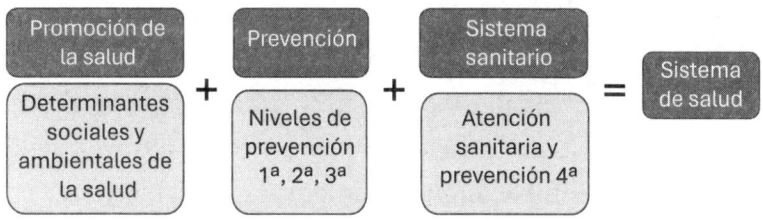

¿Sabías que «sistema sanitario» y «sistema de salud» no son sinónimos? Un sistema sanitario se refiere a la estructura organizada para entregar servicios de atención médica a la población, e incluye hospitales, clínicas, profesionales médicos y todos los recursos necesarios para proporcionar cuidados directos a los pacientes. Aunque los sistemas sanitarios son una parte crucial del sistema de salud más amplio, por sí solos no abarcan la prevención de enfermedades o la promoción de la salud de manera holística. Se enfoca en la atención directa y en la gestión de las enfermedades y afecciones una vez que han surgido.

Por el contrario, un sistema de salud holístico integra dentro de sus prioridades la prevención de problemas de salud y la promoción del bienestar general antes de que se requiera la intervención médica. Esto significa trabajar no solo dentro de los confines de las instituciones médicas, sino también en el entorno comunitario y político para crear las condiciones que permitan a las personas mantenerse saludables.

En resumen, mientras que un sistema sanitario se concentra en curar, un sistema de salud holístico se dedica a mejorar la salud en todos sus aspectos. El objetivo de los sistemas de salud es garantizar que todas las personas, independientemente de su contexto socioeconómico, geográfico o personal, tengan acceso a los cuidados que necesitan para vivir una vida saludable y productiva. Este objetivo se alcanza tanto a través de la atención médica como a través de la educación, la intervención comunitaria y la regulación, que promueven la salud y previenen la enfermedad antes de que surja.

Una población sana es la base de la salud individual

Nos adentramos en el concepto de salud poblacional que, en contraste con la atención individual, se centra en la gestión y mejora de la salud de una población entera. Este es un campo que busca identificar y abordar las causas fundamentales de los problemas de salud, conocidos como determinantes sociales de la salud. Factores como la educación, el acceso a servicios de salud, las condiciones económicas, la calidad del entorno físico y las redes sociales influyen en nuestra salud. La salud poblacional considera cómo estas variables impactan de manera colectiva en grandes grupos de personas, promoviendo intervenciones preventivas y políticas públicas que puedan reducir las disparidades y mejorar los resultados de salud. A través de la recopilación de datos epidemiológicos, análisis de riesgos y la implementación de estrategias comunitarias, la salud poblacional pretende optimizar el bienestar de toda la sociedad.

Un pionero en este campo fue Geoffrey Rose; sus teorías sobre la prevención han moldeado nuestra comprensión de la salud poblacional. Argumentaba que las estrategias de salud que se dirigen a toda la población tienden a ser más efectivas que aquellas que solo se centran en los individuos en riesgo. Su famoso aforismo, «la causa de los casos no es la causa de la incidencia», resalta la idea de que controlar o eliminar los factores de riesgo en unos pocos no necesariamente reduce la tasa de una enfermedad en toda la población.

Desde la perspectiva estratégica que nos da la salud poblacional, las estrategias de promoción y prevención de la salud son esenciales. Un sistema de salud debe aspirar no solo a diagnosticar y a curar, sino a prevenir y promover el bienestar integral en todos los niveles de la sociedad.

Es crucial diferenciar entre la promoción de la salud y la prevención de la salud, aunque estas dos estrategias a menudo se superponen. La promoción de la salud se enfoca en potenciar la salud y el bienestar general, mejorando los determinantes sociales. Por ejemplo, mediante el empoderamiento de las comunidades, mejorando las políticas de salud y creando entornos saludables. Esta aproximación no solo busca prevenir enfermedades, sino también mejorar la calidad de vida y el bienestar general.

Por otro lado, la prevención de la salud se centra más en evitar la aparición de enfermedades específicas antes de que se presenten signos o síntomas. Esto se hace a través de medidas como la vacunación, las pruebas de detección y cambios en el estilo de vida.

La prevención es una herramienta esencial para reducir la carga de enfermedades y mejorar la calidad de vida de las personas. Los diferentes niveles de prevención ofrecen un marco para entender cómo los profesionales pueden intervenir en varias etapas del proceso de enfermedad, desde la prevención de la aparición de esta hasta la mitigación de sus consecuencias una vez establecida.

Dentro de la prevención es importante distinguir entre prevención primaria, dirigida a prevenir la enfermedad antes de que ocurra (como las vacunas), y secundaria, que busca detectar y tratar una enfermedad en sus etapas tempranas antes de que se desarrollen complicaciones significativas (como el cribado de cáncer de colon o mamografías).

Tras la prevención primaria y secundaria, nos encontramos con la terciaria, que se centra en la minimización del impacto de enfermedades de largo plazo o crónicas que ya están establecidas en el individuo. Busca reducir las complicaciones o la gravedad de la enfermedad, mejorar la calidad de vida del paciente y limitar cualquier discapacidad física o mental que pueda surgir como resultado de la enfermedad. Esto incluye la rehabilitación, el manejo del dolor crónico, la terapia física y ocupacional y la educación para el automanejo de enfermedades crónicas como la diabetes y la hipertensión. El objetivo es lograr que el paciente mantenga la mayor independencia y funcionalidad posible, reduciendo la carga tanto para el individuo como para el sistema de salud.

Por otro lado, la prevención cuaternaria, aunque menos conocida, es también fundamental. Este concepto fue propuesto para abordar el problema de la sobremedicación y las intervenciones médicas excesivas que no necesariamente benefician al paciente y, en algunos casos, podrían causar daño. Se enfoca en identificar a los pacientes en riesgo de sobretratamiento, evitando intervenciones médicas innecesarias y protegiéndolos de intervenciones que son más dañinas que beneficiosas. Esto incluye la práctica de no efectuar ciertas pruebas diagnósticas que pueden llevar a tratamientos superfluos, la minimización de los efectos secundarios de los tratamientos y el énfasis en la necesidad de intervenciones médicas basadas en la evidencia.

La prevención cuaternaria impacta en las otras tres y es crucial en una era en la que tanto médicos como pacientes pueden sentirse presionados hacia «hacer más», a menudo sin beneficios claros y potencialmente con riesgos significativos. Este nivel de prevención promueve un enfoque más prudente y reflexivo sobre el cuidado de la salud, respetando el principio fundamental de «no hacer daño».

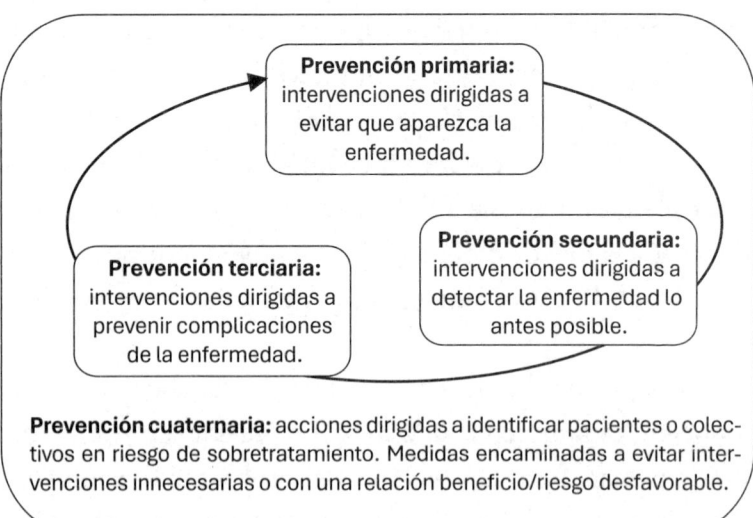

Prevención primaria: intervenciones dirigidas a evitar que aparezca la enfermedad.

Prevención terciaria: intervenciones dirigidas a prevenir complicaciones de la enfermedad.

Prevención secundaria: intervenciones dirigidas a detectar la enfermedad lo antes posible.

Prevención cuaternaria: acciones dirigidas a identificar pacientes o colectivos en riesgo de sobretratamiento. Medidas encaminadas a evitar intervenciones innecesarias o con una relación beneficio/riesgo desfavorable.

Al integrar estos niveles de prevención en la práctica médica, podemos esperar un enfoque más balanceado y sostenible en la atención de la salud, beneficiando a los pacientes y a la sociedad en general. ¿Te imaginas cómo sería el viaje de prevención para una enfermedad específica? Vamos a trabajar un ejemplo para ilustrar la cadena de prevención.

La cadena de prevención de accidentes cardiovasculares

- **Prevención primaria**: promoción de una dieta saludable, ejercicio regular y control del tabaquismo antes de que cualquier factor de riesgo se haga evidente. Programas de educación sobre nutrición y actividad física serían claves, apuntando a evitar el desarrollo de hipertensión y colesterol alto, que son precursores de enfermedades cardiovasculares.

- **Prevención secundaria**: cribado regular para hipertensión y colesterol alto, comenzando el tratamiento en etapas tempranas para prevenir el desarrollo de condiciones más serias como la enfermedad coronaria. Las campañas de cribado ayudan a identificar pacientes que ya están en riesgo, pero que aún no muestran síntomas claros de enfermedad cardiovascular.

- **Prevención terciaria**: en pacientes que ya han sufrido un infarto de miocardio la prevención terciaria incluiría intervenciones para prevenir otro ataque, como medicamentos para estabilizar el corazón, ejercicios de rehabilitación cardíaca y educación para mantener un estilo de vida saludable ajustado a su condición.

- **Prevención cuaternaria**: prescripción excesiva de pruebas de diagnóstico o tratamientos en pacientes con bajo riesgo de enfermedad cardiovascular. Por ejemplo, evitar la prescripción de medicamentos con un alto nivel de efectos secundarios, de pruebas diagnósticas que puedan suponer riesgo, evitar que un paciente con insuficiencia cardíaca ingrese en un hospital, ya que podría implicar infecciones nosocomiales.

Comprender estos cuatro niveles de prevención y aplicarlos con sensibilidad y conocimiento es esencial para todos los profesionales de la salud. Se trata de atender enfermedades, de prevenir su aparición, manejar su progreso y, lo más importante, hacerlo de manera que respete la salud y la integridad del paciente en todas las etapas.

Prevenir es un pilar fundamental que salva vidas y además ayuda a conservar recursos que podrían destinarse a otros aspectos críticos del cuidado de la salud. Al invertir en prevención, los sistemas de salud pueden evitar la progresión de enfermedades crónicas y la aparición de complicaciones agudas, lo que reduce la necesidad de tratamientos extensos y costosos. Por ejemplo, programas enfocados en la prevención de la diabetes a través de la dieta y el ejercicio pueden disminuir significativamente la incidencia de esta enfermedad y sus complicaciones relacionadas, como la insuficiencia renal y la enfermedad cardiovascular. La prevención a nivel poblacional promueve un sistema más eficiente y efectivo.

Impacto «mágico» de la salud pública en los pacientes

Un colega de profesión, también especialista en medicina preventiva, compartía por redes sociales que su hija recibió un encargo en la escuela: dibujar el trabajo de sus padres para compartirlo con los compañeros de clase. La niña representó a su padre como un mago con una varita en su dibujo escolar porque, efectivamente, el impacto que tiene la medicina preventiva en la salud de las personas a menudo ocurre sin que lo perciban directamente. Los programas de vacunación, las medidas de control del tabaco y las campañas de salud pública trabajan silenciosamente, pero de manera efectiva, para prevenir enfermedades y promover hábitos de vida saludables, reduciendo la incidencia de problemas de salud graves.

El impulso de la medicina preventiva y salud pública es fundamental dentro del sistema de salud por su enfoque proactivo en la prevención de enfermedades y la promoción de la salud a nivel poblacional. A diferencia de otras especialidades centradas en el tratamiento de enfermedades, se orienta a la prevención de las enfermedades antes de que ocurran (mediante programas de vacunación, cribados tempranos y campañas de prevención de enfermedades crónicas, por ejemplo). Además, promueve la salud a través de la educación sobre estilos de vida saludables y la implementación de políticas que fomenten entornos sanos. También monitorea patrones de enfermedades para detectar y controlar brotes epidémicos de manera temprana, y participa en la investigación y formulación de políticas de salud pública que buscan mejorar el bienestar general de la comunidad a nivel local y nacional.

Esta «magia» es el resultado de intervenciones cuidadosamente planificadas y basadas en evidencias que buscan no solo tratar a la persona enferma, sino proteger a toda la población, creando condiciones que permitan a todos llevar una vida más sana y plena.

Un sistema de salud integral

La atención integrada es un enfoque integral y centrado en el paciente que coordina los servicios de salud a distintos niveles de atención para cubrir todo el espectro de necesidades del paciente. Involucra equipos multidisciplinares, la toma de decisiones compartida y el uso de sistemas de información sanitaria para garantizar una atención continua que aborde tanto las necesidades clínicas como los determinantes sociales de la salud. El objetivo es mejorar los resultados, aumentar la accesibilidad, promover la equidad y asegurar la sostenibilidad del sistema sanitario.

En la construcción de un sistema de salud holístico, el enfoque debe ser integral, abarcando el tratamiento de enfermedades específicas, la promoción de la salud y la prevención de enfermedades a nivel poblacional. Este tipo de sistema busca responder a las condiciones de salud cuando surgen y, activamente, mejorar el bienestar continuo de toda la comunidad a través de políticas, programas y prácticas que fomentan un estilo de vida saludable, un entorno seguro y accesibilidad a los servicios necesarios para mantener la salud física, mental y social.

El principal desafío en la integración de servicios sanitarios radica en la gestión efectiva de la cronicidad y la coordinación entre diferentes niveles de atención. Los programas centrados en el paciente y la atención integrada han demostrado reducir hospitalizaciones y mejorar la gestión de enfermedades crónicas, enfocándose en un envejecimiento saludable y en la prevención. Sin embargo, existen ineficiencias en el sistema, como la repetición innecesaria de consultas y tratamientos que no aportan valor, lo que conlleva altos costes y desgaste para los pacientes. Te invito a descubrir iniciativas como la internacional «Choosing Wisely» o la liderada por la Agencia de Calidad y Evaluación Sanitarias de Cataluña (AQUAS): «Essencial», que abordan estas ineficiencias promoviendo la eliminación de procedimientos sanitarios innecesarios y fomentando un diálogo más informado entre médicos y pacientes. A pesar de sus beneficios, estos programas afrontan desafíos culturales dentro de la comunidad médica y la percepción de los pacientes. Sin embargo, su adopción creciente sugiere un futuro en el que la atención sanitaria esté más enfocada en prácticas basadas en la evidencia y en la optimización de recursos, buscando mejorar la calidad de vida de los pacientes al evitar intervenciones innecesarias. Al fin y al cabo, priorizar intervenciones sanitarias ayuda a liberar recursos que pueden ser reasignados para financiar la infraestructura de salud, impulsar la investigación médica y la implementación de nuevas tecnologías.

Sobre Bismarck y Beveridge

En el debate sobre cómo se financian los sistemas de salud, dos modelos predominan a menudo en la discusión: el «sistema Bismarck» y el «sistema Beveridge». Ambos sistemas tienen características distintas que influyen en cómo se prestan los servicios de salud a la población.

El «sistema Bismarck», nombrado así por el canciller alemán Otto von Bismarck, quien lo instituyó a finales del siglo XIX, se basa en el seguro social financiado por empleadores y empleados a través de deducciones de nómina. Este modelo se utiliza en países como Alemania, Francia y Japón. Los seguros son generalmente administrados por entidades privadas bajo estricta regulación y supervisión del Gobierno. En este sistema, tanto los seguros como los proveedores de servicios de salud pueden ser privados, y los pacientes tienen libertad para elegir a sus proveedores. Las contribuciones están relacionadas con el salario del asegurado, pero el acceso a los servicios de salud no depende del ingreso individual, garantizando así que todos reciban atención básica.

El «sistema Beveridge», por su parte, lleva el nombre de William Beveridge, el reformador social británico que ayudó a establecer el Servicio Nacional de Salud en el Reino Unido. Este modelo, utilizado en España, Italia y los países nórdicos, se caracteriza por ser financiado a través de impuestos generales, y la atención es proporcionada por proveedores de servicios de salud que pueden ser propiedad del Gobierno. En este sistema, el coste es típicamente más bajo por el control gubernamental sobre los gastos y los servicios médicos. La atención es universal y generalmente gratuita en el punto de servicio, destacando un compromiso con la equidad en el acceso a la atención médica.

Para los ciudadanos, comprender las diferencias entre estos sistemas es crucial para evaluar cómo las políticas de salud pública les afectarán personalmente.

La financiación de los sistemas sanitarios puede variar significativamente dependiendo del modelo. En general, se financian a través de una combinación de impuestos, seguros privados, contribuciones obligatorias de Seguridad Social y, en algunos casos, pagos directos por servicios (copagos o deducibles). Entender cómo se financia un sistema sanitario es esencial para cualquier debate sobre reformas sanitarias y para garantizar que los sistemas sean sostenibles y accesibles para todos los ciudadanos, independientemente de su situación económica.

¿Te has planteado alguna vez cómo se estructura y se financia nuestro sistema sanitario? ¿Quién financia las vacunas, los medicamentos...? ¿De dónde salen los impuestos que financian uno de los mejores sistemas de salud del mundo?

Reflexionar sobre cómo se estructura y financia el sistema sanitario de un país es fundamental para entender tanto su eficacia como su sostenibilidad a largo plazo. La manera en que se organiza la financiación y la gestión de los recursos en salud influye directamente en la calidad de la atención que reciben los ciudadanos y en la capacidad del sistema para responder a emergencias sanitarias y desafíos futuros.

Los fondos para los sistemas sanitarios provienen de diversas fuentes, incluyendo impuestos generales, contribuciones a la Seguridad Social, pagos directos de los pacientes y, en algunos casos, seguros privados. Los impuestos son a menudo la columna vertebral de la financiación en sistemas del tipo Beveridge, en los que el Estado gestiona la provisión de servicios de salud.

Por otro lado, las contribuciones de Seguridad Social, típicas de los sistemas Bismarck, se basan en pagos realizados tanto por empleadores como por empleados, que luego se destinan específicamente a fondos de salud. Estas contribuciones aseguran que todos los trabajadores contribuyan de acuerdo con sus ingresos y reciban una atención de salud cuando lo necesiten.

Es crucial entender los mecanismos de financiación de la innovación sanitaria porque afectan directamente a cómo se accede a los servicios de salud y cómo se distribuyen los recursos dentro del país. Un sistema bien financiado y gestionado puede proporcionar una atención de alta calidad y responder eficazmente a las necesidades de salud pública, mientras que un sistema con financiación inadecuada podría llevar a la escasez de servicios, largas esperas y desigualdades en el acceso a tratamientos y cuidados.

Además, en un contexto global donde los retos sanitarios son cada vez más complejos y costosos, como la creciente prevalencia de enfermedades crónicas y el rápido desarrollo de nuevas tecnologías médicas, la sostenibilidad financiera de los sistemas sanitarios se convierte en un tema de debate crucial. Por eso, los debates sobre reformas sanitarias y ajustes en la financiación no solo son necesarios, sino que deben ser una parte activa de la discusión política y social, permitiendo que los sistemas de salud se adapten y evolucionen en función de las necesidades cambiantes de la población que atienden.

La salud es la mejor inversión

La inversión en salud es fundamental para el bienestar individual y colectivo, así como para el desarrollo económico y la prosperidad general de una sociedad. Una población saludable es una población productiva; por lo tanto, la inversión en sistemas de salud robustos y accesibles tiene un impacto directo y multiplicador en la economía global.

Primero, la mejora en la salud pública reduce significativamente la carga de enfermedades, lo que a su vez disminuye los costes asociados a la atención médica a largo plazo y aumenta la productividad laboral. Cuando los trabajadores están sanos, las tasas de ausentismo disminuyen y la eficiencia en el trabajo aumenta, lo que da como resultado un crecimiento económico más sólido y sostenible. Además, las personas sanas tienen más capacidad y disposición para contribuir activamente a la economía a través del consumo, la inversión y la innovación.

En segundo lugar, un sistema de salud eficiente y accesible actúa como un estabilizador social, proporcionando una red de seguridad que protege a los individuos y familias de los gastos catastróficos de salud que pueden conducir a la pobreza. Esto es especialmente crítico en países donde grandes segmentos de la población podrían caer en la pobreza debido a enfermedades inesperadas. La seguridad que proporciona un sistema de salud bien financiado y equitativo fomenta una mayor igualdad y cohesión social.

Por otro lado, la inversión en salud también conlleva un impacto significativo en la educación y el desarrollo humano. Los niños saludables aprenden mejor, alcanzan mayores niveles de educación y contribuyen de forma más efectiva a la sociedad cuando se convierten en adultos. Este ciclo de salud y educación bien alimentado potencia las capacidades y oportunidades de las futuras generaciones, promoviendo un desarrollo sostenible y reduciendo las disparidades socioeconómicas.

Además, los sistemas de salud que promueven la innovación, como la investigación en nuevas tecnologías médicas y farmacéuticas, atraen inversiones y fomentan el crecimiento de industrias de alta tecnología, algo que crea empleos de alta calidad y coloca a los países en la vanguardia de los avances científicos y médicos que pueden ser exportados globalmente, generando ingresos y reputación internacional.

En conclusión, **apostar por la salud es una de las mejores inversiones para un país. Es una piedra angular para el bienestar, la estabilidad y la prosperidad económica de cualquier nación.** Al considerar la salud no como un gasto, sino como una inversión vital, los Gobiernos y las sociedades pueden desarrollar el potencial pleno de su población y asegurar un futuro más próspero y justo para todos. Ahora bien, cuando hablamos de salud, ¿pensamos solo en la salud de las personas o llevamos más allá la reflexión?

Una sola salud

El concepto de One Health («Una sola salud») es fundamental para comprender cómo los seres humanos, los animales y el medioambiente están interconectados, y cómo la salud y el bienestar de cada uno afectan a los demás. Esta perspectiva holística es crucial para abordar los desafíos sanitarios globales de manera efectiva y sostenible.

One Health es un enfoque colaborativo que busca obtener resultados de salud óptimos reconociendo la interconexión entre personas, animales, plantas y su entorno compartido. Este enfoque multidisciplinar contempla la salud humana e incluye la salud animal y la salud ambiental. A mí me gusta pensar en el concepto de «salud ampliada» como una forma de pensar más allá cuando hablamos de salud.

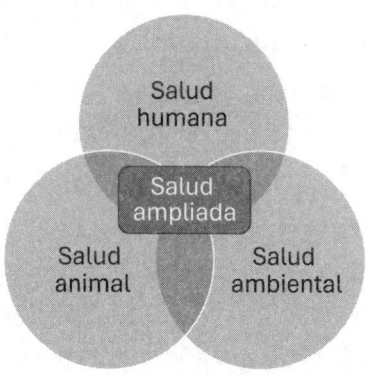

Una salud ampliada en la que el perímetro de nuestro pensamiento va más allá de las fronteras que limitaban nuestra manera de entender la salud como algo únicamente relacionado con el ser humano. Su objetivo es fomentar un sistema de salud global que beneficie a todos los seres vivos dentro de un ecosistema, entendiendo que el bienestar de cada componente de este sistema contribuye al bienestar general.

La importancia de este enfoque se ha hecho evidente en múltiples contextos, especialmente en la gestión de enfermedades zoonóticas, que son aquellas enfermedades que pueden pasar de animales a humanos. Según la Organización Mundial de Sanidad Animal, el 60 % de las enfermedades infecciosas conocidas en humanos tienen origen en animales (domésticos o salvajes), al igual que el 75 % de los patógenos que causan enfermedades infecciosas emergentes en humanos. Ejemplos de estas incluyen la rabia, la gripe aviar y el SARS-CoV-2, que evidencia la pandemia de covid-19.

Esta estadística resalta la conexión profunda entre la salud humana y animal, un aspecto central del concepto One Health. El hecho de que una gran mayoría de enfermedades infecciosas emergentes en humanos provenga de animales subraya la importancia de monitorear y mantener la salud animal para prevenir brotes de enfermedades en humanos.

Implicaciones del enfoque One Health

Desde el nivel de Salud Pública Global, la implementación del enfoque One Health permite una mejor prevención, detección y control de enfermedades zoonóticas. Al monitorear la salud de los animales y los ecosistemas, los expertos pueden identificar los riesgos sanitarios antes de que se conviertan en brotes entre la población humana.

También es importante la conservación del medioambiente. One Health reconoce que la salud ambiental es imprescindible para mantener la salud humana y animal. La deforestación, el cambio climático y la contaminación afectan directamente a los seres vivos que dependen de estos hábitats, reduciendo su calidad de vida y aumentando su vulnerabilidad a enfermedades.

En cuanto al desarrollo sostenible, este enfoque fomenta prácticas que son respetuosas con el medioambiente, promoviendo un equilibrio entre el desarrollo económico y la conservación de los recursos naturales para las futuras generaciones.

Por otro lado, la cooperación multisectorial es esencial. One Health requiere la colaboración entre profesionales de diversas disciplinas, incluyendo médicos, veterinarios, biólogos, ecologistas y sociólogos para desarrollar estrategias de salud que sean integradas y efectivas a nivel global.

El concepto One Health es más que una estrategia sanitaria, es una filosofía que subraya la interdependencia de todas las formas de vida en nuestro planeta. Al adoptar este enfoque, podemos prevenir futuras crisis sanitarias y promover un planeta más saludable y sostenible. En un mundo cada vez más interconectado es vital que reconozcamos nuestra responsabilidad compartida hacia la salud de nuestro planeta y de todos los que lo habitamos.

Más allá del enfoque de One Health, el concepto de «salud planetaria» se erige en una filosofía aún más amplia y holística para abordar los retos sanitarios y ambientales que afronta nuestra sociedad global. Enfatiza la relación indisociable entre el bienestar humano y la salud de nuestros sistemas naturales, reconociendo que la degradación ambiental y la pérdida de biodiversidad tienen impactos directos y devastadores en la salud humana.

De cara al futuro, la salud planetaria podría orientar la creación de políticas de salud que busquen tanto tratar enfermedades como prevenir los desequilibrios ecológicos que contribuyen a su aparición. Esto significaría integrar estrategias que abarquen desde la urbanización sostenible y la gestión de residuos hasta el control de la contaminación y la conservación de los hábitats naturales. En última instancia, este enfoque aspira a una reformulación de las prioridades de salud pública, en las que la prevención de enfermedades va de la mano de la protección del medioambiente, estableciendo un ciclo virtuoso que beneficie tanto a la salud individual como a la colectiva.

3.
Los retos del sistema sanitario

Los sistemas sanitarios se enfrentan a una gran variedad de retos, seguro que se te ocurren varios de manera inmediata. ¿Cuáles son los desafíos de los sistemas de salud?

El sistema de salud actual afronta una serie de retos complejos que requieren una transformación profunda para poder brindar una atención eficiente y equitativa. Entre los más significativos se encuentran el envejecimiento de la población y de los profesionales sanitarios, con el aumento de las enfermedades crónicas, lo que incrementa la demanda de cuidados prolongados y exige un modelo asistencial orientado a la gestión integral del paciente. A esto se suman las listas de espera y la presión sobre el sistema, que reflejan la incapacidad de este para responder adecuadamente a las necesidades actuales, evidenciando la urgencia de optimizar recursos y mejorar la capacidad de respuesta para asegurar una atención de calidad. Otro reto clave es el acceso equitativo a la salud, el cual saca a la luz que persisten disparidades que limitan el acceso igualitario a los avances tecnológicos y tratamientos innovadores. Además, la transformación digital en salud, que promete mejorar la eficiencia y efectividad del sistema mediante la telemedicina, los datos sanitarios y la IA, se enfrenta a obstáculos significativos en cuanto a integración, adaptación y uso generalizado. Finalmente, la innovación en la atención primaria es crucial para responder a los desafíos de la cronicidad, el envejecimiento poblacional y la pluripatología, ya que este nivel fundamental de atención requiere nuevas soluciones que garanticen su capacidad para revolver las crecientes demandas. Vamos a poner foco en dos retos específicos: las epidemias y el «viaje del paciente».

La amenaza de las epidemias

La historia de la humanidad ha estado marcada por la lucha constante contra las enfermedades infecciosas. Desde tiempos inmemoriales, las epidemias han devastado poblaciones, desafiado sistemas de salud y alterado el curso de la historia. Este capítulo se adentra en el impacto de las epidemias en la salud global, explorando su naturaleza, revisando ejemplos históricos y actuales y evaluando su coste en términos de vidas y calidad de vida perdida.

Desde mis años de especialización médica y residencia, me han fascinado y preocupado las enfermedades infecciosas. Películas muy conocidas como *Contagio* y *Guerra Mundial Z* (perdonad el atrevimiento) me inspiraron a estudiar más a fondo estas amenazas, aunque en aquel entonces parecían más ciencia ficción que una realidad posible para nuestra generación, especialmente en Occidente. ¿Quién nos iba a decir que alguna de estas ficciones era casi premonitoria de la realidad? A decir verdad, para los epidemiólogos, no fue una sorpresa tan grande.

Aun así, la experiencia durante la crisis del ébola o la posterior llegada de la covid-19 transformó nuestra percepción, haciendo que esas narrativas ficticias se convirtieran en un sombrío reflejo de nuestra nueva realidad. Esta experiencia ha planteado varias preguntas cruciales: ¿estamos preparados para la próxima pandemia?, ¿cómo podemos mejorar la cooperación global para responder a las epidemias?, ¿qué papel deben jugar las nuevas tecnologías y la IA en la prevención y respuesta a las epidemias? La lucha contra las epidemias es una batalla continua que requiere la cooperación global, la innovación tecnológica y una sólida infraestructura de salud pública. Aprender del pasado y aplicar estos conocimientos en el presente es esencial para mitigar el impacto de futuras epidemias. Las lecciones que hemos aprendido y las preguntas que nos planteamos hoy nos ayudarán a construir un mundo más resiliente y preparado para afrontar las amenazas a la salud pública del mañana.

¿Qué es una epidemia?

Una epidemia es la aparición de casos de una enfermedad que excede lo esperado en una comunidad o región durante un período específico, y se propaga a nivel global, afectando a una gran cantidad de personas en varios países y continentes. Las epidemias pueden ser causadas por agentes infecciosos como virus, bacterias y parásitos, y pueden propagarse rápidamente debido al alto contagio del agente patógeno.

Impacto global de las epidemias

Las epidemias no solo causan pérdidas de vidas, sino que también afectan significativamente a la calidad de vida y a la economía global. La mortalidad es solo una medida del impacto; las enfermedades crónicas y las complicaciones a largo plazo también deben considerarse. Por ejemplo, la covid-19 ha dejado a muchos supervivientes con síntomas conocidos como «covid persistente». Las economías de los países afectados también sufren. La pandemia provocó una recesión global, con millones de personas perdiendo sus empleos y empresas echando el cierre. Los sistemas de salud se vieron desbordados, demostrando la necesidad de fortalecer la infraestructura sanitaria y mejorar la preparación para futuras emergencias.

Epidemias de enfermedades crónicas

¿Pensabas que solo las infecciones causan epidemias? ¿Qué hay de las enfermedades que no se transmiten de persona a persona? ¿Pueden las condiciones crónicas alcanzar también proporciones epidémicas? Estas son preguntas esenciales para comprender el verdadero alcance de las amenazas a la salud global. Aunque tradicionalmente asociamos las epidemias con enfermedades infecciosas como la covid-19, el VIH o la gripe, las enfermedades no transmisibles también pueden extenderse de manera alarmante, afectando a millones de personas en todo el mundo. Conceptualmente, podemos hablar de «epidemias» de enfermedades crónicas cuando observamos el rápido aumento en la prevalencia de condiciones como la obesidad, la diabetes y los trastornos de salud mental.

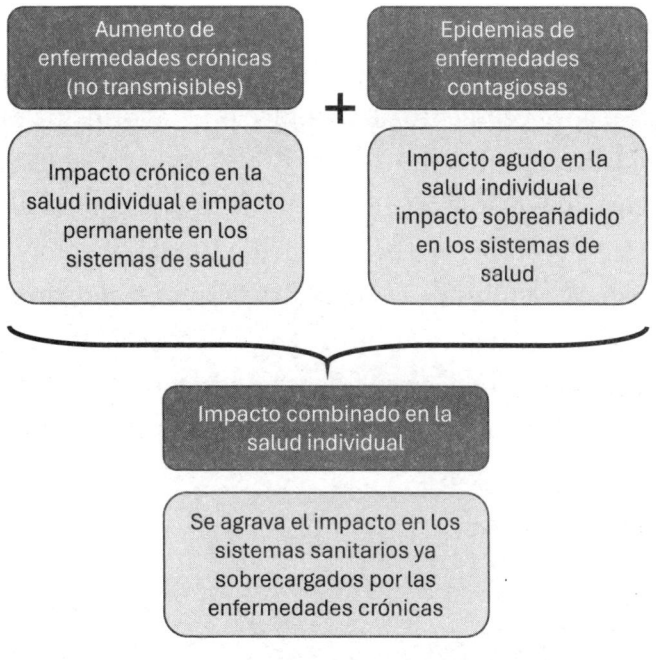

¿Qué son las enfermedades no transmisibles?

Las enfermedades no transmisibles son afecciones crónicas que no se transmiten entre individuos. Entre las más comunes se encuentran las enfermedades cardiovasculares, el cáncer, las enfermedades respiratorias crónicas y la diabetes. A diferencia de las enfermedades infecciosas, estas enfermedades se desarrollan lentamente y persisten durante largos períodos, a menudo de por vida. Los factores de riesgo incluyen la predisposición genética y la exposición a factores ambientales, o hábitos de vida poco saludables que impactan a lo largo de nuestra vida y acaban dando como resultado la aparición de enfermedades.

La carga global de las enfermedades no transmisibles ha aumentado con la evolución de la sociedad, la industrialización y el envejecimiento de la población. Las principales enfermedades crónicas no transmisibles son la diabetes, las enfermedades cardiovasculares, el cáncer, las enfermedades respiratorias crónicas y la enfermedad renal, y comparten los mismos factores de riesgo: tabaquismo, mala alimentación y falta de actividad física. Las enfermedades crónicas han emergido como la principal causa de morbilidad y mortalidad en el mundo, causando el 71 % de todas las muertes globales, según la OMS.

¿Cómo se propagan las enfermedades no contagiosas?

Aunque las enfermedades transmisibles no se contagian de persona a persona como las enfermedades infecciosas, se «contagian» a través de factores de riesgo compartidos y comportamientos sociales. Estos incluyen la dieta poco saludable, la falta de actividad física, el consumo de tabaco y alcohol o la contaminación. Los determinantes sociales de la salud, como el acceso a servicios de salud, la educación, el empleo y las condiciones de vida, también juegan un papel crucial en la propagación de estas enfermedades. La exposición a estos factores a lo largo de la vida de una persona determina lo que conocemos por el «exposoma». El exposoma va generando una huella en nuestra salud a lo largo de nuestras vidas, determinando la aparición de enfermedades incluso antes de que manifiesten los primeros síntomas.

Las enfermedades crónicas, como la obesidad, las enfermedades metabólicas y los trastornos de salud mental, son influenciadas en gran medida por el contexto social y ambiental. La idea de que estas enfermedades se «contagian» socialmente se refiere a cómo los patrones de comportamiento, estilos de vida y condiciones de vida compartidas dentro de comunidades pueden aumentar el riesgo de desarrollar estas enfermedades.

La resiliencia de los sistemas sanitarios ante las epidemias

Cuando una epidemia de causa infecciosa sucede, se añade a un sistema sanitario ya sobrecargado por enfermedades crónicas y multimorbilidad, y se genera una presión adicional significativa. Las enfermedades crónicas, como la diabetes y las enfermedades cardiovasculares, ya suponen una carga considerable, y las epidemias agravan esta situación, interrumpiendo el tratamiento continuo de estos pacientes y saturando los recursos sanitarios.

Algunas de las consecuencias de las epidemias superpuestas serían:

1. **Saturación de recursos**: los recursos hospitalarios, como camas y personal, se desvían hacia la atención de la epidemia, dejando a los pacientes crónicos desatendidos.
2. **Interrupción de servicios**: los tratamientos para enfermedades crónicas se retrasan, empeorando las condiciones de los pacientes.
3. **Aumento de mortalidad y morbilidad**: la falta de atención continuada provoca un aumento de las complicaciones graves y la mortalidad entre los pacientes crónicos.

Para afrontar las epidemias estacionales o nuevas enfermedades, los sistemas de salud deben ser resilientes, capaces de expandirse rápidamente y adaptarse. La integración de la tecnología, la planificación anticipada y el fortalecimiento de la atención primaria son claves para garantizar una respuesta eficaz y sostenible. Estos enfoques ayudan a gestionar la carga de pacientes y mantener la continuidad de los cuidados en tiempos de crisis.

¿Cómo podemos asegurar que nuestros sistemas sanitarios estén preparados para la próxima crisis? ¿Qué medidas podemos tomar hoy para fortalecer su resiliencia? ¿Puede la tecnología ayudar a predecir futuras pandemias?

Estas preguntas son vitales para planificar el futuro de la salud pública. La experiencia con el ébola y la covid-19 nos ha enseñado que la preparación no es opcional, es una necesidad crítica. Debemos invertir en infraestructura de salud, tecnologías avanzadas y formación continua para el personal sanitario. Además, la colaboración internacional y el intercambio de información son esenciales para una respuesta global efectiva.

Construir resiliencia en los sistemas sanitarios es fundamental para manejar la carga de enfermedad y afrontar las epidemias futuras. **Al abordar tanto las necesidades de los pacientes crónicos como las emergencias sanitarias agudas, podemos asegurar que nuestros sistemas de salud sean capaces de proteger a todas las personas y mantener la estabilidad y eficiencia en tiempos de crisis.** ¿Estamos preparados para el próximo desafío? ¿Qué significa tener un sistema de salud resiliente? ¿Cómo podemos asegurarnos de que nuestros sistemas sanitarios estén preparados para soportar crisis actuales y futuras? La respuesta depende de nuestras acciones presentes y nuestra voluntad de invertir en un futuro más seguro y saludable para todos.

Preparación frente a epidemias

¿Qué significa estar preparados para una pandemia? ¿Es suficiente con tomar medidas individuales para protegernos o necesitamos una estrategia más amplia? La preparación para una pandemia va más allá de las acciones individuales; requiere un enfoque amplio y coordinado que combine esfuerzos personales y colectivos para mitigar los efectos de las enfermedades infecciosas. No se trata solo de reaccionar ante una crisis, sino de anticiparla, prevenirla y gestionarla de manera eficiente para reducir su impacto en la salud pública y la economía.

A nivel gubernamental y organizacional, se deben implementar políticas de vigilancia epidemiológica que detecten brotes tempranos, junto con sistemas de alerta y comunicación que informen al público y a las autoridades. La infraestructura sanitaria debe estar preparada, con suficientes recursos y personal capacitado. Además, es crucial invertir en investigación para el desarrollo rápido de vacunas, así como en medidas de distanciamiento social y cuarentena que limiten la propagación del virus. La educación pública desempeña un papel clave en la concienciación y el cumplimiento de las medidas sanitarias.

A nivel individual, la prevención implica adoptar hábitos como la higiene, el uso de mascarillas, la vacunación y el distanciamiento social. Estas acciones, aunque esenciales, funcionan mejor cuando se complementan con las estrategias poblacionales más amplias.

La pandemia de covid-19 destacó la importancia de combinar estas dos dimensiones. Los Gobiernos implementaron políticas como confinamientos y distribución de vacunas, mientras que las personas tomaron medidas preventivas en su vida diaria. Esta respuesta conjunta fue fundamental para mitigar los efectos de la pandemia.

En el siglo XXI, las crisis de salud globales han demostrado que las enfermedades infecciosas pueden causar graves alteraciones económicas y sociales. **Por lo tanto, mejorar la preparación para pandemias no solo implica responder rápidamente a nuevos brotes, sino también crear sistemas de salud robustos que puedan prevenir y manejar futuras amenazas.** Esto requiere inversiones continuas en infraestructura sanitaria, investigación y una colaboración global que permita superar cualquier eventualidad en este mundo cada vez más interconectado.

Impacto de la tecnología en las epidemias

¿Te has preguntado cómo ha transformado la tecnología nuestra capacidad para afrontar pandemias? ¿Qué papel juegan los datos y la predicción en la lucha contra enfermedades globales? En momentos de crisis, la innovación florece y, a menudo, acelera el desarrollo de herramientas y soluciones que pueden salvar vidas. Vamos a explorar estos aspectos fundamentales.

En la era digital, la predicción y el análisis de datos se han convertido en pilares esenciales para la preparación y control de pandemias. Los avances en *big data* y la IA permiten a los investigadores y autoridades de salud analizar grandes volúmenes de información en tiempo real para identificar patrones y señales tempranas de brotes epidémicos.

Se están desarrollando sistemas de vigilancia avanzada que, utilizando datos de diversas fuentes, como registros de salud electrónicos, reportes de enfermedades y datos de movilidad, los sistemas de vigilancia pueden detectar anomalías que indicarían el inicio de un brote. Hay múltiples ejemplos, como la iniciativa «Atlas» del Centro Europeo de Control de Enfermedades.

Cada vez más se incluyen modelos predictivos que usan la IA y el *machine learning* para predecir y anticipar la propagación de enfermedades, ayudando a las autoridades a tomar decisiones sobre intervenciones y recursos necesarios. Durante la pandemia de covid-19, se hicieron muy conocidos los centros académicos y agencias de epidemiología que ya integran modelos predictivos en sus análisis.

También resultan muy útiles los mapas de enfermedad. Son plataformas digitales de mapeo geoespacial que permiten visualizar la propagación de enfermedades. Nos facilitan la identificación de puntos críticos y ayudan a la asignación de recursos de manera eficiente. Una iniciativa global de interés es el sistema global de vigilancia y respuesta al virus de la gripe de la OMS.

Estos avances han sido cruciales durante la pandemia de covid-19, donde modelos predictivos y análisis de datos guiaron la implementación de medidas de salud pública. La tecnología ha revolucionado nuestra capacidad para afrontar pandemias, transformando la manera en que anticipamos y controlamos brotes infecciosos.

Lo que hemos aprendido de estas crisis es la importancia de la preparación. La colaboración internacional, la vigilancia constante y la adopción rápida de nuevas tecnologías han demostrado ser fundamentales para contener brotes y proteger a las poblaciones. Al aprender de las pandemias pasadas y aprovechar los avances tecnológicos, podemos construir sistemas de salud más fuertes. Estas herramientas, nacidas de la necesidad urgente, han demostrado su potencial para transformar los sistemas de salud.

El futuro de la salud dependerá en gran medida de nuestra capacidad para aprender de las epidemias pasadas y presentes. Es crucial invertir en sistemas de salud robustos, en la investigación de enfermedades infecciosas y en la preparación para emergencias. Las innovaciones tecnológicas y los enfoques integrados en la atención de la salud son vitales para mejorar la capacidad de respuesta ante epidemias y para proteger la salud global en un mundo cada vez más interconectado.

El reto de una asistencia sanitaria integrada. El viaje del paciente

Estos retos del sistema de salud se entrelazan con los desafíos específicos que afronta el sistema sanitario, en particular la necesidad de coordinación efectiva entre los diferentes niveles de atención médica. Para abordar estos problemas es necesario analizar cada fase del «viaje del paciente» y los obstáculos que presenta, al tiempo que se promueve la medicina integral, un concepto que conecta los distintos niveles de asistencia para lograr una atención más efectiva y centrada en el paciente.

El sistema sanitario se enfrenta a múltiples retos en diferentes fases del recorrido del paciente, y la medicina integral se presenta como una posible solución efectiva para abordarlos de manera más holística y coordinada.

1. **Atención primaria y medicina comunitaria:** uno de los principales retos es la falta de recursos suficientes en la primera línea de contacto, lo que puede derivar en diagnósticos tardíos o incorrectos y una derivación ineficiente hacia niveles superiores de atención. El enfoque de la medicina integral propone mejorar la coordinación entre la atención primaria y los hospitales mediante sistemas de información compartidos, facilitando una toma de decisiones más precisa. Esto permitiría que las derivaciones y los seguimientos se realicen de manera más informada, asegurando que

los pacientes reciban la atención adecuada en el momento oportuno. De esta manera, se puede reducir la fragmentación en el diagnóstico y el tratamiento, mejorando la eficiencia del sistema.

2. **Atención a las urgencias**: las urgencias suelen padecer una sobrecarga de pacientes y largas esperas, lo que compromete la calidad del cuidado y genera frustración en los pacientes. Desde un enfoque integral, la solución radica en establecer una mejor comunicación entre la atención primaria y los servicios de urgencias. Esto permitiría dirigir a los pacientes hacia los servicios más apropiados antes de que lleguen a urgencias, aliviando la presión sobre estos departamentos. La prevención de situaciones de emergencia mediante una atención más proactiva en las etapas iniciales es otro componente clave de este enfoque, lo que reduciría la necesidad de atención urgente y mejoraría la satisfacción del paciente.

3. **Hospitalización**: durante la hospitalización los pacientes a menudo experimentan transiciones de cuidado múltiples y confusas, especialmente cuando están involucradas diversas especialidades. La medicina integral propone la implementación de un modelo de atención coordinada dentro de los hospitales, donde todos los especialistas involucrados trabajen en conjunto para ofrecer un cuidado más cohesivo. Esto no solo mejora la eficiencia y reduce errores, sino que también incrementa la satisfacción del paciente al ha-

cer que el proceso hospitalario sea más claro y manejable.

4. **Seguimiento posalta**: uno de los desafíos más importantes tras la hospitalización es asegurar un seguimiento adecuado para evitar reingresos. Sin embargo, la falta de comunicación efectiva entre el hospital y los proveedores de atención primaria o comunitaria a menudo ocasiona una discontinuidad en el cuidado. Un sistema integral facilitaría el intercambio de información mediante plataformas digitales seguras, lo que permitiría a los proveedores de atención primaria estar completamente informados sobre el plan de «cuidado posalta». Esto aseguraría una continuidad del cuidado, mejorando los resultados de salud y reduciendo los reingresos.

5. **Consultas externas**: coordinar citas de seguimiento y consultas con especialistas puede ser desafiante, particularmente para pacientes con condiciones crónicas y complejas. Un enfoque integral apoyado por tecnologías digitales facilitaría la programación de citas y mejoraría la coordinación entre los diferentes especialistas. Esto garantizaría una gestión más eficaz del tratamiento del paciente, reduciendo las esperas y asegurando que los pacientes reciban la atención adecuada en el momento correcto.

6. **Rehabilitación**: la rehabilitación a menudo se percibe como una fase separada del cuidado y puede subestimarse en su importancia para la recuperación to-

tal del paciente. La medicina integral sugiere integrar los programas de rehabilitación dentro del plan de atención continua, con equipos multidisciplinares que incluyan atención primaria y especialistas. Este enfoque permitiría mejorar los resultados de salud del paciente, acelerar su recuperación y asegurar que la rehabilitación se vea como una parte esencial del proceso de tratamiento.

7. **Asistencia social y atención domiciliaria:** la transición de la atención médica a la asistencia social y domiciliaria tiende a manejarse de forma fragmentada, lo que puede derivar en cuidados discontinuos y menos efectivos. Un modelo integral fortalecería los vínculos entre los servicios de salud y los servicios sociales mediante una gestión coordinada, especialmente para pacientes con necesidades complejas. Esto mejoraría la atención en general, garantizando que los pacientes reciban un cuidado continuo y que las transiciones entre diferentes tipos de atención sean fluidas y efectivas.

La integración efectiva de todos estos niveles de atención sanitaria es crucial para un sistema de salud que funcione de manera eficiente, proporcionando atención continua que responda a las necesidades de los pacientes de manera coherente y compasiva. El uso de tecnologías de información que permitan compartir datos de salud de forma segura y en tiempo real entre los diferentes proveedores es clave para lograr esta integración. Además, una atención preventiva y la promoción de hábitos saludables deben ser elementos integrales desde las primeras fases del recorrido del paciente, lo que permitirá no solo gestionar la cronicidad, sino también prevenir su desarrollo antes de que requiera atención sanitaria intensiva. Por último, no querría olvidar la importancia de establecer mecanismos para evaluar la satisfacción de los pacientes que, como usuarios de los sistemas sanitarios, tienen mucho que decir a lo largo del proceso integral de cuidados. Ya han empezado a surgir iniciativas de evaluación de la calidad y la satisfacción en el entorno sanitario que pueden ayudar a mejorar la experiencia de los usuarios.

La asistencia sanitaria integrada no solo mejora los resultados de salud para el paciente, sino que también contribuye a la sostenibilidad del sistema al reducir la carga de enfermedades prevenibles y manejar de manera más efectiva las condiciones crónicas desde sus etapas iniciales.

El pilar fundamental: la atención primaria

En un contexto de estrés continuo en el sistema sanitario, marcado por la sobrecarga de servicios, la escasez de recursos y una creciente demanda asistencial, la atención primaria se presenta como un pilar esencial para la sostenibilidad y recuperación de la salud pública. Al ser la primera línea de contacto con la comunidad, la atención primaria tiene el potencial de transformar el sistema sanitario desde dentro.

La atención primaria es la columna vertebral del sistema de salud. Actúa como el primer punto de contacto para los individuos, las familias y la comunidad, desempeñando un papel crucial en la salud pública y la medicina comunitaria. Su relevancia radica en su capacidad para proporcionar intervenciones accesibles, costo-efectivas y centradas en la comunidad, esenciales para la prevención de enfermedades y la promoción de la salud a lo largo de toda la vida. La atención primaria cumple con varios propósitos clave:

- **Prevención de enfermedades**: proporciona vacunaciones, cribados y consejos preventivos para evitar enfermedades crónicas y agudas.
- **Manejo de la salud a largo plazo**: garantiza el seguimiento y tratamiento continuo de pacientes con enfermedades crónicas.
- **Atención integral**: aborda los aspectos físicos, psicológicos y sociales de la salud, adaptándose a las necesidades del individuo en su contexto.
- **Coordinación de la atención**: facilita la derivación a servicios especializados y asegura la continuidad del cuidado entre distintos proveedores de salud.

El enfoque en la atención primaria fue reforzado por la «Declaración de Alma Ata», adoptada en 1978 durante una conferencia internacional sobre atención primaria en la ciudad de Alma Ata (Kazajistán). Estableció un marco fundamental al afirmar que la salud es un derecho humano básico. Además, definió la atención primaria como el medio más efectivo para lograr «salud para todos», subrayando que la salud no es simplemente la ausencia de enfermedad, sino un estado de bienestar físico, mental y social completo. La declaración también puso un fuerte énfasis en la equidad en salud, la participación comunitaria y la necesidad de colaboración global para alcanzar la cobertura sanitaria universal.

En la actualidad, esta declaración sigue siendo crítica para afrontar los desafíos actuales del sistema sanitario. La atención primaria es la base sobre la cual se puede construir un sistema de salud más equitativo, sostenible y eficaz, capaz de responder a las necesidades de la población y reducir la presión sobre los servicios de salud hospitalarios.

Los beneficios de la atención primaria de la salud suelen ser más visibles en el largo plazo. Esto nos plantea un desafío en momentos de crisis inmediata, donde la demanda de respuestas rápidas y tratamientos efectivos es alta. No obstante, es crucial que mantengamos un equilibrio entre la atención primaria y los servicios hospitalarios, especialmente en tiempos de alta demanda asistencial. La clave está en la integración de los servicios, donde la atención primaria no solo se ocupa de la salud general y la prevención, sino que también juega un papel central en la coordinación de la asistencia, asegurando que los pacientes reciban el cuidado continuo y especializado que necesitan sin sobrecargar innecesariamente el sistema hospitalario.

Promover un modelo de medicina integrada, en el que la atención primaria y la hospitalaria se complementen mu-

tuamente, podría ser la estrategia más eficaz para afrontar la crisis actual y futura del sistema sanitario. Este enfoque nos permite responder a las necesidades inmediatas de salud de la población y construir las bases para un sistema más resiliente y preventivo que pueda soportar los desafíos venideros.

Hemos acordado que la transformación del sistema sanitario, mediante la integración de niveles asistenciales o la incorporación de nuevas tecnologías, es fundamental. Los pacientes son parte fundamental de este proceso de asistencia integral. Debemos pararnos a reflexionar desde la perspectiva de los pacientes. Para ello, vamos a empezar con una pregunta: ¿Qué significa «el viaje del paciente»?

El viaje del paciente

La expresión «el viaje del paciente» (*patient journey*) es cada vez más utilizado en los entornos del sistema de salud. Lo usamos para definir y trabajar el proceso asistencial a lo largo de sus diferentes fases, desde el inicio de los síntomas, pasando por el diagnóstico, el tratamiento, hasta el seguimiento o control de la enfermedad. También se utiliza en el ámbito de la gestión o la planificación sanitaria, ámbito en el que «el viaje del paciente» es el eje que vertebra la toma de decisiones y la priorización. Podemos recurrir a él para evaluar los procesos del sistema sanitario y medir el impacto y la calidad de la asistencia sanitaria. Este proceso se utiliza como eje para ordenar los indicadores de salud, dependiendo de si pertenecen al mismo proceso asistencial o a sus resultados, y ayuda a priorizar las necesidades reales del sistema sanitario y de los pacientes.

El proceso asistencial nos permite analizar los cuellos de botella en la asistencia sanitaria. Gracias a la visión de procesos podemos identificar los momentos clave para luchar frente a cada patología, desde la prevención hasta el tratamiento y la curación. Sin embargo, el verdadero valor que aporta el «viaje del paciente» no es únicamente identificar los puntos clave del proceso de enfermar y curar. El mayor valor que nos ofrece es ver más allá de las actuaciones sanitarias que luchan contra la enfermedad. Nos ayuda a recordar las fases por las que pasa un paciente desde el inicio de los síntomas y cómo «vive una patología».

Los pacientes somos, ante todo, personas; no somos las patologías que vivimos. Todos somos o seremos «pacientes» en algún momento de nuestra vida, y en esos momentos es cuando más valoramos no ser tratados como los portadores de una «enfermedad». Cuando nos enfrentamos a un proceso o «viaje» como pacientes, valoramos ser actores principales, poder tomar nuestras propias decisiones y ser propietarios de un modo u otro del proceso asistencial.

La persona es la verdadera protagonista del viaje

«El viaje del paciente» nos invita a considerar a las personas en el centro del sistema de salud. Es una reivindicación a la importancia de empoderar al paciente como el actor principal de la asistencia sanitaria e ir más allá. Disfrazado en la metodología de diseño de procesos o de mejora de la calidad asistencial, esta expresión ha entrado en nuestras conversaciones para recordarnos el verdadero propósito de lo que hacemos. Nos recuerda que las personas son el eje fundamental de un sistema sanitario. La importancia del viaje de un paciente radica en su historia de vida, sus vivencias.

En gran parte de las ocasiones, los procesos vitales por los que pasa un paciente suponen un gran impacto psicológico, biológico y social. La atención primaria y la salud comunitaria nos han enseñado cómo el abordaje de la patología no es suficiente; es necesaria una aproximación a la persona, a su entorno, a sus emociones.

Ejemplo ilustrativo del «viaje del paciente»:

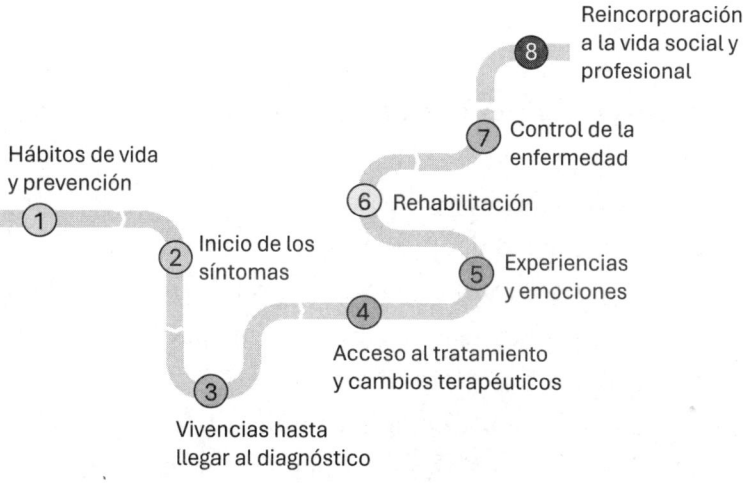

Creo que la esencia de un viaje es la vivencia. Viajar no es simplemente desplazarse del punto A al punto B; es todo lo que nos sucede en el camino: las vivencias. Además, en un viaje existe la posibilidad de regresar al origen. Las expectativas al vivir un cáncer o padecer una enfermedad cardiovascular son diferentes. Aun cuando la medicina nos permite continuar nuestro viaje, nunca somos los mismos. Tras superar un proceso de enfermedad, o una vez consolidada una enfermedad crónica, queda la reincorporación a la vida social. Retomamos las riendas de la vida personal, las relaciones, la vida romántica o sexual o la vuelta al mundo profesional. Después de las vivencias quedan los recuerdos de lo vivido, las secuelas o el miedo a volver a enfermar. Por todo esto, es posible que el término «viaje del paciente» no refleje con exactitud la profundidad del proceso que representa. La historia de vida de un paciente es mucho más que un viaje, es una vivencia de paciente.

Lo importante no es el viaje, es la vivencia

El enfoque de «vivencia del paciente» refleja con mayor profundidad la realidad del proceso de enfermar, de vivir la enfermedad, pues durante esta visitamos el sistema sanitario en momentos concretos y vivimos mucha parte de la enfermedad fuera del sistema sanitario.

El término «vivencia» es más completo que «viaje», incluye de manera más holística la realidad de los pacientes. Nos obliga a su vez a reflexionar sobre la capacidad actual de los sistemas sanitarios de acompañar a los pacientes. También nos hace reflexionar sobre la necesidad de monitorizar la «vivencia del paciente». Nos empuja a crear plataformas que nos ayuden a evaluar los resultados clínicos y la experiencia asistencial desde la perspectiva del paciente. Evaluar lo que llamamos PROM (resultados clínicos reportados por pacientes) y PREM (experiencia asistencial reportada por pacientes) con perspectiva de «vivencia» y no solo de «proceso» asistencial. Una perspectiva de vivencia debe incluir el estado emocional, el apoyo familiar, las expectativas del paciente, las preguntas no resueltas, las frustraciones y su esperanza desde el instante que detecta los primeros síntomas hasta el control de la enfermedad.

Es momento de generar un consenso social en torno al valor de la salud a lo largo del proceso de enfermar y sanar. Mirar hacia el sistema sanitario con la ambición de conseguir una salud más allá de la ausencia de enfermedad, que nos permita vivir y morir con dignidad. Una apuesta conjunta por alcanzar una «salud ampliada», un sistema que entienda la enfermedad más allá de las paredes del centro sanitario. La salud ampliada es cuidar la salud más allá del proceso de enfermar y curar.

¿Qué podemos hacer nosotros para promover la «salud ampliada»?, ¿hay algo que podamos hacer más concreto que transformar sistemas de salud, servicios sanitarios u organizaciones asistenciales?, ¿existe alguna decisión que esté en nuestras manos para mejorar la salud?

Transformar el estilo de vida, un primer paso

La reflexión sobre la innovación en salud a menudo se centra en avances tecnológicos, nuevas terapias farmacológicas y sistemas sofisticados de gestión de la atención médica. Sin embargo, uno de los aspectos más impactantes y sustanciales de la innovación en salud radica en el poder de cada individuo para tomar decisiones conscientes que afectan profundamente su bienestar personal y el de la comunidad.

Vivir una vida saludable no solo se refiere a evitar enfermedades, sino a tomar una serie de decisiones diarias que fomentan un estado completo de bienestar físico, mental y social. Esto incluye la elección de una dieta nutritiva, la incorporación regular de actividad física, el manejo efectivo del estrés y el fomento de relaciones interpersonales enriquecedoras. Estas acciones, aunque pueden parecer rutinarias y simples, representan innovaciones incrementales personales que tienen un impacto profundo, a largo plazo, en la salud de cada individuo.

Adoptar un enfoque proactivo hacia la salud es en sí mismo una forma de innovación. Requiere un cambio de mentalidad de la reactividad a la prevención. Al efectuar elecciones de vida saludables, cada persona mejora su propia calidad de vida y contribuye a reducir la carga sobre los sistemas sanitarios, que frecuentemente se ven desbordados por enfermedades que son prevenibles mediante cambios en el estilo de vida.

La mayor innovación en salud puede estar, de hecho, en uno mismo: en las decisiones diarias que tomamos y en cómo elegimos vivir nuestras vidas. Estas elecciones personales, combinadas con esfuerzos para proteger y mejorar nuestro entorno, son fundamentales para construir un mundo más saludable y sostenible. Transformamos nuestra propia vida y contribuimos al bienestar colectivo.

> **Cuidar tu salud es cuidar el potencial de lo que puedes lograr. Solo quien se cuida puede cambiar el mundo.**

4.
Pongámonos
de acuerdo en salud

En la salud, como en la vida, los acuerdos generan puentes de entendimiento y caminos hacia soluciones efectivas. Frente a la creciente ola de enfermedades crónicas, que amenaza con subsumir los recursos de nuestros sistemas de salud, la necesidad de abordarla se vuelve más urgente. Este desafío requiere un abordaje integral y colaborativo que me gustaría resumir en una proposición innovadora, unos pilares en los que es clave que nos pongamos de acuerdo como sector para poder avanzar en el reto de transformar el sistema de salud.

Para abordar efectivamente los desafíos del sistema de salud, especialmente el aumento de enfermedades crónicas, es esencial que todas las partes interesadas —desde profesionales hasta pacientes, pasando por legisladores y empresas del sector— encuentren un terreno común. Este consenso no solo es vital para la implementación de soluciones efectivas, sino también para garantizar que los esfuerzos sean sostenibles a largo plazo.

Cada uno de nosotros tiene un papel que desempeñar en la transformación del sistema de salud. Para los profesionales, esto significa adoptar prácticas basadas en la evidencia y permanecer abiertos a nuevas tecnologías y métodos que puedan mejorar los resultados del paciente. Los legisladores deben crear y apoyar políticas que faciliten una atención médica accesible y de alta calidad, mientras incentivan la innovación y la eficiencia. Las empresas del sector, desde farmacéuticas hasta compañías de tecnología médica, deben comprometerse a desarrollar productos y servicios que realmente satisfagan las necesidades de los pacientes y no solo busquen beneficios económicos. Además, es fundamental que trabajen de manera transparente y colaborativa con el sector público y las organizaciones sin ánimo de lucro para garantizar que sus innovaciones sean accesibles para todos. Como pacientes, debemos estar informados sobre nuestras condiciones de salud y participar activamente en nuestro propio cuidado. Esto incluye desde adherirnos a los tratamientos prescritos hasta adoptar estilos de vida saludables que puedan prevenir o mitigar los efectos de las enfermedades crónicas. Además, los pacientes pueden abogar por cambios en el sistema de salud y participar en grupos de apoyo o asociaciones que luchen por mejoras en la atención y más investigación en áreas específicas.

Todos podemos influir en la transformación del sistema de salud de varias formas: informándonos sobre los problemas y políticas de salud para educar a otros y fomentar una comunidad capaz de tomar decisiones saludables, participando activamente en campañas de salud pública y adoptando hábitos que promuevan nuestro bienestar a largo plazo, siguiendo las recomendaciones de los profesionales.

Al final, ponerse de acuerdo en salud es un esfuerzo colaborativo que requiere compromiso y participación activa de todos los sectores de la sociedad. Debemos entender que cada acción y decisión individual contribuye a un sistema más robusto y efectivo. Cada pequeño paso que tomamos como individuos y como comunidad contribuye significativamente a un futuro más saludable.

¿En qué pilares debemos ponernos de acuerdo en salud?

- **La continuidad asistencial: un compromiso con el paciente.** La continuidad asistencial es la promesa de no dejar a los pacientes a la deriva entre citas y servicios. Asegurar una transición fluida desde la atención hospitalaria hasta los servicios de atención domiciliaria es un compromiso que mejora los resultados de salud y fortalece la confianza del paciente en el sistema.
- **Atención integral y coordinada: la salud y lo social.** La atención coordinada social y sanitaria es crucial para manejar las complejidades de la cronicidad. Los pacientes con enfermedades crónicas no solo necesitan atención médica, requieren también apoyo social que atienda sus circunstancias únicas. La integración efectiva de servicios sociales con la asistencia sanitaria asegura que se atiendan todas las facetas de la vida del pa-

ciente, contribuyendo a una mejor calidad de vida y a una gestión más eficiente de la salud.

- **El entorno del paciente: familia y más.** La importancia del entorno en el que vive el paciente no puede subestimarse, especialmente cuando se trata de manejar enfermedades crónicas. El contexto en el que los pacientes llevan su día a día —su hogar, comunidad y el apoyo social que reciben— juega un papel crucial en su bienestar general. La interacción entre la salud y el entorno social destaca la necesidad de que los servicios sanitarios y sociales no solo coexistan, sino que trabajen en conjunto para ofrecer una atención verdaderamente holística.

Margaret Mead, una antropóloga renombrada, profundizó en el concepto de cuidado en su tesis sobre la evolución del paciente en las sociedades. Exploró cómo el cuidado, que inicialmente se manifestaba dentro del ámbito familiar y tribal, evolucionó para incluir una gama más amplia de prácticas sociales que trascendían el núcleo familiar. Mead argumentó que el cuidado extendido, más allá de la familia, es una característica definitoria de lo que significa ser humano y una manifestación de la civilización avanzada.

En el contexto de la atención sanitaria moderna, este concepto se extiende a los cuidados informales, que son proporcionados por personas que no son profesionales de la salud, como familiares, amigos o miembros de la comunidad. Estos son fundamentales para la atención de personas con condiciones crónicas, ya que ofrecen apoyo emocional, práctico y a veces incluso médico, que es esencial para la gestión de la enfermedad en el día a día. La importancia de los cuidados informales reside en su capacidad para proporcionar un apoyo continuo y personalizado, que es difícil de replicar en entornos clínicos tradicionales. Los cuidadores informales a menudo comprenden mejor las necesidades y preferencias del paciente debido a su relación cercana y constante interacción. Sin embargo, es crucial que también reciban el apoyo necesario, ya que la carga de cuidar a un ser querido puede ser física y emocionalmente desafiante y es necesario el desarrollo de políticas de salud que reconozcan y apoyen su papel como capacitación, apoyo emocional, y acceso a recursos que les permitan cuidar mejor y mantener su propio bienestar. La colaboración entre los servicios sanitarios y sociales puede facilitar estos apoyos, integrando la salud y lo social, de manera que beneficie tanto a pacientes como a cuidadores.

Los cuidados a domicilio: más allá del centro sanitario

Potenciar los cuidados a domicilio no es solo una respuesta a un deseo de autonomía como pacientes, es también una necesidad creciente de asistir a los pacientes en un sistema sanitario sin capacidad de aumentar el número de camas o de centros de atención primaria al mismo ritmo que aumenta la población envejecida. Los servicios de atención domiciliaria, como la hospitalización en casa o las consultas telefónicas, permiten a los pacientes gestionar sus condiciones en el confort de su hogar, reduciendo la necesidad de ingresos hospitalarios y promoviendo la autogestión de la salud.

Impulso de la atención primaria: nuestro escudo contra la cronicidad

La atención primaria es el primer escudo contra la cronicidad. Debemos reforzar la capacidad resolutiva de los profesionales médicos y de enfermería especializados en atención primaria mediante la formación continua y proporcionarles acceso a recursos avanzados.

La tecnología al servicio del paciente

La informatización y la telemedicina son más que simples herramientas: pueden ser parte de la solución en el abordaje de la cronicidad. Algunas soluciones digitales en salud ofrecen nuevas posibilidades para mejorar la atención del enfermo crónico fuera del hospital. No solo permiten dar seguimiento a enfermedades crónicas, sino también hacer control/seguimiento de enfermedades oncológicas crónicas. Las plataformas de telemedicina nos facilitan el acceso a la atención médica y permiten un seguimiento y monitorización constantes y efectivos.

Ponernos de acuerdo en salud implica poner al paciente en el centro de las decisiones, en el corazón del proceso. Las políticas, protocolos y estructuras organizativas deben girar en torno a sus necesidades y experiencias. Este enfoque centrado en el paciente es el fundamento de una atención sanitaria eficaz y humanizada. Volver a lo esencial para ser capaces de solucionar lo complejo.

Si nos ponemos de acuerdo con estos pilares, será más sencillo tomar las decisiones precisas. Necesitamos el acuerdo de todos para caminar en la misma dirección. A nivel asistencial, está claro que los equipos de profesionales sanitarios multidisciplinares que comparten un objetivo común y están bien coordinados pueden ofrecer una atención más coherente y de mayor calidad.

Imaginando una unidad multidisciplinar de transformación del sistema sanitario

La transformación del sistema sanitario necesita de una coalición diversa de expertos que puedan abordar los múltiples aspectos de la asistencia sanitaria. Cuando pienso en cómo transformar el sistema sanitario imagino una unidad multidisciplinar dedicada a reimaginar la salud, inspirada en unidades multidisciplinares como los comités de tumores en un hospital, o los equipos que lideraron el Proyecto del Genoma Humano o los que lideran la innovación en Apple o Microsoft. Liderazgos coordinados, orquestados por una agenda robusta y guiados por preguntas estratégicas. Un equipo que sueñe con transformar la salud desde una perspectiva de salud ampliada, un perímetro estratégico más allá de la dualidad salud/enfermedad. Para que esto ocurra, necesitamos a todos estos actores y necesitamos ponernos de acuerdo en salud:

- **Gestores y legisladores**: encargados de formular políticas y leyes que promuevan la eficiencia, la equidad y la sostenibilidad en la asistencia sanitaria.
- **Gestores sanitarios**: profesionales con experiencia en la administración de recursos sanitarios y en la implementación de sistemas de atención efectivos.
- **Profesionales de la salud**: médicos, enfermeros y otros trabajadores clínicos que aportan su experiencia práctica y conocimientos sobre las necesidades del paciente.
- **Economistas de la salud**: especialistas centrados en la sostenibilidad financiera del sistema y en el análisis coste-beneficio de diferentes modelos de atención.
- **Expertos en tecnología y datos**: profesionales que pueden contribuir con soluciones innovadoras en telemedicina, informatización y análisis de datos para mejorar la atención al paciente.
- **Pacientes y asociaciones de pacientes**: indispensables para garantizar que las reformas se centren en las necesidades y experiencias del paciente.
- **Investigadores y académicos**: personas que estudian

los sistemas de salud y generan evidencia sobre las mejores prácticas.

- **Representantes de la industria farmacéutica y de tecnología médica**: que pueden aportar información sobre las innovaciones en tratamientos y dispositivos médicos.
- **Diseñadores de servicios de salud**: expertos en la creación de procesos asistenciales que optimizan la experiencia del usuario y mejoran la entrega de servicios de salud.
- **Especialistas en ética médica y legal**: profesionales que puedan abordar las complejidades éticas y legales asociadas a la implementación de nuevas tecnologías y políticas en salud. Su presencia asegura que las transformaciones respeten los derechos y dignidad de los pacientes.
- **Expertos en salud pública y epidemiología**: estos especialistas pueden aportar conocimientos clave sobre la prevención de enfermedades y la promoción de la salud a nivel poblacional, además de analizar tendencias epidemiológicas que podrían impactar en la planificación y respuesta del sistema sanitario.
- **Profesionales de salud mental**: expertos que pueden contribuir con perspectivas sobre la importancia de integrar la salud mental en la atención primaria y comunitaria, crucial para una atención sanitaria integral y efectiva.
- **Trabajadores sociales, ocupacionales y expertos en determinantes sociales de la salud**: profesionales que

entienden cómo los factores socioeconómicos, culturales y ambientales afectan la salud y pueden ayudar a diseñar políticas y prácticas que aborden estas cuestiones de manera efectiva.

- **Especialistas en comunicación en salud**: comunicadores que pueden facilitar una efectiva divulgación de información y educación sanitaria, vital para el éxito de programas de salud pública y para mantener la confianza y comprensión del público.

- **Expertos en sostenibilidad ambiental**: dado que el sector salud es un consumidor significativo de recursos y generador de residuos, estos expertos pueden aportar estrategias para reducir la huella ambiental del sistema sanitario.

Esta es la unidad multidisciplinar de transformación del sistema sanitario, una amalgama de visiones que representan una realidad poliédrica. Un conjunto de liderazgos que juntos pueden hacerse muchas preguntas.

¿Cómo podemos integrar la experiencia y las perspectivas de estos distintos actores para diseñar un sistema que sea a la vez sostenible y centrado en el paciente? ¿Qué liderazgos son necesarios para garantizar que las hojas de ruta propuestas sean aceptadas y aplicadas efectivamente por los profesionales en el punto de atención? ¿Cómo pueden los liderazgos en salud colaborar para superar barreras institucionales, culturales y operativas que a menudo impiden la implementación de innovaciones en el sistema sanitario?

Estas preguntas abren el debate sobre la reconfiguración de nuestro sistema de salud. La respuesta a estos desafíos podría encontrarse en la misma metodología que ha demostrado ser exitosa en el tratamiento de condiciones complejas como el cáncer de mama: un enfoque colaborativo, transparente y multidisciplinario que se centre en los resultados a largo plazo y en la mejora continua.

«Ponernos de acuerdo en salud» es una llamada a la acción para todos los actores del sistema sanitario, es configurar una unidad multidisciplinar de transformación del sistema sanitario y conseguir llegar a acuerdos para avanzar. A través de la cooperación, la comunicación y el compromiso compartido con la excelencia en la atención, podemos transformar la experiencia de los pacientes crónicos, asegurando que reciban el cuidado compasivo y coordinado que merecen. Juntos, podemos construir un sistema de salud que esté verdaderamente a la altura de las necesidades de nuestra sociedad.

Por todo esto, tenemos que pensar más allá de transformar el sistema sanitario si queremos mejorar la salud de la población de manera global. Tenemos que transformar los factores que condicionan la salud, porque la salud va más allá de la asistencia sanitaria. Los determinantes sociales de la salud, la prevención y la promoción de la salud son pilares fundamentales para conseguir mejorar la salud a nivel poblacional.

> **La salud es el cimiento de toda sociedad que aspira a innovar y prosperar. Sin ella, cualquier transformación es efímera.**

Implementar soluciones innovadoras para mejorar la salud de la población es posible, aunque el camino no está exento de barreras y dificultades. Estos obstáculos pueden incluir desde los costes de la tecnología hasta cuestiones éticas y legales. Sin embargo, estos no suelen ser los principales impedimentos para avanzar de la idea al impacto real. Los mayores desafíos residen en la construcción de los proyectos y en la transformación cultural necesaria para escalar ideas y llevar a cabo pilotos o pruebas de concepto exitosos y bien fundamentados.

La transformación de una idea innovadora en un proyecto exitoso en el ámbito de la salud requiere algo más que una buena idea; necesita un enfoque sistemático que incluya la cocreación con los interesados. **También de liderazgos que construyen ecosistemas, se orientan a los resultados y aportan solidez y visión.** Una idea es efímera, un proyecto perdura en el tiempo y no muere una vez ha demostrado que aporta valor. Estos son requisitos esenciales para superar los retos actuales y para lograr un impacto significativo y duradero en la salud de la población.

¿Qué es la innovación abierta en el campo de la salud?

La innovación abierta es una estrategia revolucionaria que transforma la manera en que desarrollamos soluciones en el ámbito sanitario. Henry Chesbrough, quien acuñó este término, la describe como la capacidad de una organización para incorporar ideas tanto internas como externas y llevarlas al mercado desde múltiples fuentes. Esto significa que cuando se hace innovación abierta no solo se aprovechan las ideas generadas dentro de un hospital o una institución de salud (innovación cerrada), sino también las que provienen de fuera, pudiendo así maximizar el conocimiento y experiencias del ecosistema sanitario, por ejemplo, de otras instituciones, *startups*, universidades y hasta de los pacientes.

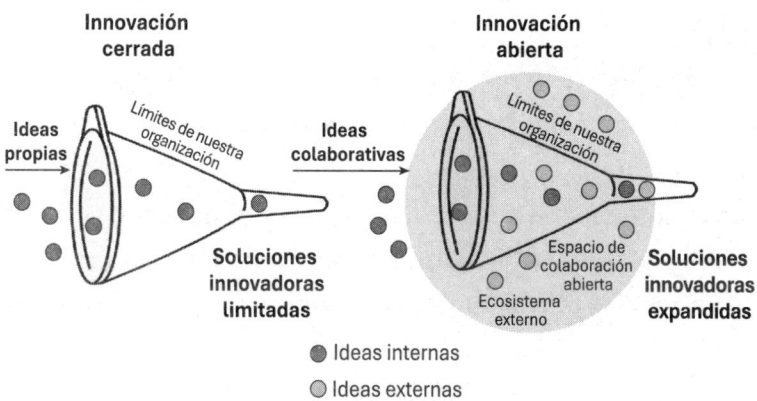

En el campo de la salud, la innovación abierta permite un flujo continuo y dinámico de ideas y soluciones gracias a escuchar al ecosistema externo. Esto impulsa la creatividad y mejora la calidad y el desarrollo de nuevos productos y servicios. Esta estrategia es especialmente valiosa porque la atención sanitaria se enfrenta a desafíos complejos y cambiantes, como el envejecimiento de la población, el aumento de enfermedades crónicas y la necesidad de reducir costes sin comprometer la calidad de la atención. Esto es crucial en un entorno donde cada nueva solución puede tener un impacto profundo en la vida de los pacientes.

Además, agiliza el proceso de innovación. Mientras que los hospitales y grandes corporaciones suelen ser lentos en adaptarse debido a su tamaño y estructuras rígidas, las *startups* de salud son conocidas por su rapidez y capacidad de innovación. Al colaborar con estas pequeñas pero dinámicas empresas, los actores tradicionales del sector salud pueden adoptar y aplicar nuevas tecnologías y prácticas de manera más eficiente.

También reduce costes y riesgos. Compartir el desarrollo de nuevas tecnologías y procesos con socios estratégicos permite distribuir los riesgos financieros y operativos, lo que a su vez aumenta las posibilidades de éxito. En lugar de que un solo hospital o empresa asuma todo el peso de un proyecto innovador, se pueden unir fuerzas para crear productos y servicios diferenciadores que mejoren la atención al paciente.

En resumen, la innovación abierta en la salud es una estrategia eficaz para que desarrollemos nuevas soluciones. Nos ayuda a promover una cultura de colaboración y agilidad, esencial para afrontar los desafíos actuales y futuros del sector sanitario.

5.
La verdadera revolución de la salud está en las preguntas, no en las respuestas

En los campos de la salud y las ciencias de la vida, la transformación es el motor de desarrollo y de la adaptación al cambio. Hacer las preguntas correctas en salud nos lleva a descubrimientos que las respuestas por sí solas nunca alcanzarán. Reflexionando sobre mis variadas experiencias de liderazgo o estrategia dentro del sector sanitario, he comprendido que la evolución del campo de la salud se fundamenta en preguntas estratégicas e importantes que a menudo tienen la innovación como respuesta.

¿Qué oportunidades podrían surgir si la sanidad pudiera superar consistentemente los límites establecidos? La innovación introduce un espectro de posibilidades, desafiándonos a replantear cómo abordamos los desafíos siempre cambiantes de la sanidad, sentando las bases para avances transformadores.

¿Cómo podemos aprovechar la innovación para ofrecer beneficios tangibles a los pacientes y a sus familias? Desde avances terapéuticos pioneros que descubren nuevos tratamientos y medicamentos hasta modelos innovadores de prestación de cuidados que utilizan tecnologías puntas, la innovación redefine nuestra aproximación a la salud y al bienestar, y mejora la eficacia y la eficiencia de los servicios sanitarios, expandiendo su impacto y accesibilidad.

¿Por qué es crucial involucrar a todos los actores en el proceso? La innovación sanitaria eficaz requiere la colaboración de un amplio espectro de participantes, incluidos pacientes, cuidadores, profesionales médicos y legisladores. Esto asegura que las innovaciones conecten con las necesidades y aspiraciones de aquellos a quienes pretenden servir desde el principio.

Además, ¿cómo puede la innovación incitarnos a repensar y reformular marcos que promuevan una atención sostenible y efectiva? Esto implica la elaboración de políticas que garanticen los máximos estándares de seguridad, calidad y privacidad. Pero más allá de estos cambios necesarios, ¿cómo podemos desafiar los límites convencionales de la medicina para adaptarla y personalizar mejor la atención al paciente?

Imagina el impacto transformador de innovaciones como la medicina personalizada y los sistemas de atención remota. ¿Cómo podrían estos avances redefinir nuestras interacciones con los proveedores de salud y mejorar los resultados para los pacientes en todo el mundo?

El impacto de la innovación en la salud puede llegar a infundir un profundo sentido de admiración o de emoción por lo que está por venir. Este sentido de sorprendernos, de maravillarnos por la capacidad de revolucio-

nar la salud, inspira a profesionales e investigadores y toca a cada persona que se beneficia de los avances de la ciencia y la tecnología. A medida que profundizamos en los retos del sector salud, la importancia de innovar con sentido se vuelve cada vez más evidente. Innovar es una herramienta al servicio del avance adaptativo y del liderazgo visionario en un mundo en constante cambio.

El triple impacto

Para explicar cómo las soluciones innovadoras deben adaptarse a la necesidad real del entorno, utilizaré un modelo conceptual al que llamo «el triángulo de triple impacto de la innovación en salud». El valor reside en asegurar el impacto en tres componentes clave del sistema sanitario: el paciente, el profesional de salud y el sistema de salud en su conjunto. Veamos cada vértice del triángulo y su significado en el contexto de la innovación en salud:

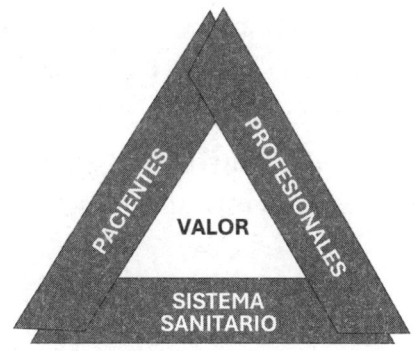

1. **Paciente**: este vértice destaca la importancia de centrar las innovaciones en mejorar la calidad de la atención y los resultados de salud para los pacientes. Las soluciones innovadoras deben apuntar a mejorar la experiencia del paciente, su calidad de vida y la eficacia del tratamiento. Por ejemplo, la implementación de tecnologías de monitoreo remoto puede permitir un manejo más proactivo de las condiciones crónicas y una mayor personalización del cuidado.

2. **Profesional**: se refiere al impacto que las innovaciones tienen en los profesionales de la salud. Las soluciones deben facilitar su trabajo, aumentar su satisfacción laboral y mejorar su capacidad para proporcionar cuidados de calidad. Innovaciones como sistemas de soporte de decisiones clínicas o herramientas de gestión de datos pueden reducir la carga administrativa y permitir a los profesionales concentrarse más en el cuidado del paciente.

3. **Sistema de salud**: el tercer vértice se centra en el valor agregado al sistema de salud global. Esto incluye la reducción de costes, la mejora de la eficiencia y la sostenibilidad del sistema. Las soluciones innovadoras deben contribuir a hacer el sistema más eficiente, por ejemplo, mediante la reducción de hospitalizaciones innecesarias o la optimización del uso de recursos.

«Valor», en el contexto de las soluciones innovadoras en salud, se define como el impacto positivo que dichas soluciones generan simultáneamente en los tres ejes fundamentales del sistema sanitario: el paciente, el profesional de salud y el sistema de salud en su conjunto. Las soluciones innovadoras de valor son aquellas que logran un equilibrio entre mejorar la calidad de atención y los resultados para los pacientes, aumentar la satisfacción y eficiencia de los profesionales sanitarios y optimizar la eficacia y sostenibilidad del sistema de salud.

La intersección de estos tres componentes —donde convergen los intereses del paciente, los profesionales y el sistema de salud— es donde las soluciones innovadoras pueden tener el mayor impacto. Este modelo nos ayuda a comprender que la verdadera innovación en salud no solo mejora un aspecto específico, sino que aporta valor de manera integral y equilibrada, beneficiando a todos los actores involucrados. Las soluciones innovadoras de valor en salud deben aspirar a generar beneficios integrales y armónicos que reflejen mejoras en la calidad de la atención médica, la experiencia del personal sanitario y la eficiencia del sistema de salud global. Esta visión integral es lo que realmente define a las soluciones de valor en el sector sanitario.

En la práctica, aplicar este modelo requiere un enfoque holístico y colaborativo para el desarrollo e implementación de tecnologías y procesos, asegurando que todas las partes interesadas estén alineadas y comprometidas con los objetivos comunes de mejorar la atención, optimizar la eficiencia y maximizar la satisfacción y el bienestar de los profesionales de salud.

Las soluciones innovadoras en salud son proyectos o programas diseñados para responder a las necesidades no cubiertas del sistema sanitario. Incluyen desde la identificación de estas necesidades mediante metodologías de innovación hasta el diseño de intervenciones que mejoren el diagnóstico, la identificación de pacientes, la aceleración del circuito asistencial y la mejora de la experiencia y seguimiento de pacientes con patologías crónicas, entre otros. No solo buscan la sostenibilidad y la eficiencia de los circuitos asistenciales, también apoyan a los profesionales sanitarios en la identificación y mejora de los puntos críticos dentro del circuito asistencial. Estas soluciones pueden ser tanto tecnológicas —apoyadas en la analítica de datos sanitarios, la IA, el desarrollo de aplicaciones móviles y la implementación de dispositivos médicos innovadores— como metodológicas, requiriendo un acompañamiento y mejora continua de los procesos asistenciales.

Alianzas para innovar

Identificar necesidades, diseñar soluciones e implementarlas es una misión que requiere colaboración. Los profesionales sanitarios afrontan múltiples retos y, con un tiempo limitado, necesitan apoyo en el proceso innovador. Es esencial integrar a los pacientes en la identificación de necesidades y en el diseño de proyectos para mejorar su experiencia como usuarios del sistema sanitario.

Emergen figuras de apoyo como consultores, que trabajan en colaboración con el sistema sanitario para implementar proyectos innovadores en centros de salud y hospitales. Cada vez más, las compañías biomédicas incorporan estos roles en sus equipos para acompañar a los sistemas sanitarios en su transformación.

El sector industrial biomédico, como socio del sistema sanitario, tiene el compromiso de construir y facilitar la implementación de proyectos de manera colaborativa y eficiente. Son prioritarias las soluciones diseñadas colaborativamente para responder a las necesidades del sistema sanitario, construir asociaciones con diferentes agentes del ecosistema para generar proyectos con impacto y llevar a cabo su implementación efectiva en los diferentes centros proveedores de salud.

Los grandes retos asistenciales requieren de esta colaboración para «construir puentes» entre el sistema sanitario público y el ecosistema privado de empresas, *startups* y emprendeduría. La apuesta debe centrarse en implementar soluciones innovadoras con un enfoque en los pacientes y las patologías, y seguir invirtiendo en el talento y los expertos necesarios para trabajar en colaboración con el sistema sanitario.

La innovación como medio, no como fin

La tentación de innovar por el simple hecho de hacerlo puede llevarnos por caminos que, aunque tecnológicamente avanzados, quizá no respondan a las necesidades reales del sistema sanitario ni de los pacientes. La pregunta que debemos hacernos constantemente es: ¿cómo contribuye esta innovación a nuestros objetivos fundamentales? La innovación debe ser una herramienta que nos permita ver más allá de las limitaciones actuales y alcanzar objetivos que, sin una nueva forma de pensar o tecnología, serían inalcanzables.

Hay muchos casos en los que la innovación aporta un valor real, claro y contundente a la salud de las personas. Por ejemplo, la reducción de las listas de espera puede ser facilitada por sistemas de gestión de citas más eficientes que utilizan IA para prever demandas y optimizar la disponibilidad de recursos. Del mismo modo, el diagnóstico temprano del cáncer puede ser acelerado mediante tecnologías de imagen y análisis de datos avanzados que identifiquen signos de enfermedad mucho antes de que los métodos tradicionales lo permitan. Asimismo, el desarrollo de terapias avanzadas para enfermedades raras es un área donde la innovación no solo es deseable, sino esencial. La biotecnología y la ingeniería genética están abriendo posibilidades antes impensables para tratar condiciones que anteriormente no tenían solución, ofreciendo esperanza a miles de pacientes y sus familias.

Innovar con propósito en el sistema sanitario significa dirigir cada nueva tecnología o metodología hacia la

mejora tangible de la salud y el bienestar de los pacientes. Al incorporar innovaciones como el espirómetro portátil digital, las aplicaciones de detección de alérgenos ambientales y las plataformas de telemedicina conversacionales, es esencial enfocarnos no solo en la tecnología en sí, sino en cómo estas contribuyen directamente a un sistema de salud más proactivo y preventivo.

Tres ejemplos valen más que mil palabras

Un ejemplo de tecnología innovadora es el «espirómetro portátil digital», que permite a los pacientes efectuar pruebas de función pulmonar en la comodidad de su hogar. Los resultados se suben automáticamente a la nube, donde pueden ser accesibles por los pacientes y por sus médicos. El verdadero propósito de hacer esta prueba en remoto es doble: primero, facilitar el seguimiento continuo y preciso de la función pulmonar, lo que es crucial para el manejo de enfermedades crónicas como el asma y la enfermedad pulmonar obstructiva crónica (EPOC); segundo, empoderar a los pacientes al hacerlos más activos en la gestión de su salud, reduciendo la necesidad de visitas frecuentes al hospital, lo que a su vez puede disminuir la carga sobre los recursos sanitarios.

Otro ejemplo son las aplicaciones de «detección de alérgenos ambientales»: estas aplicaciones tienen el potencial de transformar la manera en que los pacientes con sensibilidades alérgicas manejan su exposición a factores ambientales nocivos. Al proporcionar alertas en tiempo real sobre la calidad del aire y la presencia de alérgenos, estos sistemas ayudan a prevenir episodios de asma y otras reacciones alérgicas, permitiendo a los usuarios evitar áreas de alto riesgo. El propósito de estas aplicaciones es, por lo tanto, prevenir las exacerbaciones antes de que ocurran, mejorando la calidad de vida del paciente y reduciendo la necesidad de tratamientos de emergencia o intervenciones médicas intensivas.

Por último, las «plataformas de telemedicina conversacionales» son un ejemplo ilustrativo de cómo la implementación de la IA en la telemedicina está revolucionando la forma en que se realiza el seguimiento de los pacientes. Estas plataformas pueden realizar llamadas telefónicas automáticas para verificar el estado de los pacientes, recordarles su medicación o simplemente asegurarse de que todo esté yendo bien. Este tipo de interacción mejora la adherencia al tratamiento y la continuidad de la atención, y ofrece a los pacientes una sensación de seguridad y atención continua, lo que es especialmente valioso para aquellos con condiciones crónicas o los que viven en áreas remotas.

Cada una de estas tecnologías se desarrolla con el propósito de mejorar la salud y el bienestar de las personas. Al integrar estas herramientas en el sistema sanitario, el enfoque debe estar siempre en cómo facilitan una mejor calidad de vida para los pacientes y cómo optimizan los recursos de atención médica. El verdadero éxito de la innovación en salud, por lo tanto, no se mide solo en términos de avances tecnológicos, sino por cómo estos avances hacen una diferencia real y positiva en la vida de las personas a quienes se destinan a servir.

Mientras que la innovación ofrece un potencial inmenso para transformar la salud, debe ser guiada por una visión clara y el compromiso de no innovar por innovar. No se trata de adoptar la última tecnología por su novedad, sino de integrar nuevas ideas y herramientas con un propósito definido y beneficios claros. Al centrarnos en estos principios podemos asegurar que nuestras innovaciones no solo son interesantes desde un punto de vista técnico, sino que verdaderamente enriquecen y mejoran las vidas de las personas a las que servimos. De esta forma, la innovación en salud se convierte en una verdadera fuerza para el bien, empujando los límites de lo posible para alcanzar un futuro más saludable para todos.

El liderazgo transformador está en cada uno de nosotros

Imagina que cada uno de nosotros posee la capacidad de actuar como catalizador del cambio dentro del sistema sanitario. No solo como parte de una estrategia colectiva, sino también a nivel individual. Imagina el poder de la innovación impulsada por cada profesional, desde su propia esfera de influencia, transformando el sistema desde dentro, contribuyendo como catalizadores del cambio. Lo he vivido viendo en acción a enfermeras, médicos, personal técnico de los hospitales, y los he visto impulsar la innovación como herramienta para conseguir su visión. Piensa en la fuerza colectiva de todos los colegas compartiendo el objetivo de mejorar la atención sanitaria. Aunque parezca una meta distante, ¿y si lo imposible se hiciera posible?

Para alcanzar nuestra visión transformadora debemos colocarla por encima de la rutina diaria. Debemos ser conscientes de que cambiar la inercia de organizaciones complejas requiere un esfuerzo monumental. Mantener una actitud positiva y ampliar horizontes es necesario para fomentar el cambio. Los seres humanos tenemos una capacidad notable para superar retos aparentemente insuperables, sobre todo si nos apalancamos en nuestros valores.

Reflexiona sobre los valores que consideras esenciales para transformar los sistemas sanitarios hacia un modelo de salud más inclusivo y eficaz. ¿Cuáles son para ti los valores de un sistema sanitario que persigue la salud de manera holística, la salud ampliada? ¿Qué futuro te imaginas para el sistema sanitario? ¿Qué factores determinarán la evolución de la salud en los años venideros?

6.
El futuro del sistema sanitario

El futuro no se puede predecir, los especialistas trabajan con escenarios y contemplan las posibilidades de lo que pueda pasar, y planifican para que estos escenarios sean lo más parecido a lo que queremos que suceda.

Un gran experto de la salud y las tecnologías, Eric Topol, predice que uno de los cambios que la IA acelerará será la desaparición de los teclados de la consulta. La barrera entre profesionales sanitarios y pacientes puede desaparecer gracias a las nuevas tecnologías de IA conversacional. Tecnologías que pueden seguir la conversación en la interacción con los pacientes y convertirla en información clínica ordenada y analizable. Desconozco si esto llegará a pasar o no, pero estoy seguro de que, en ese potencial escenario, será relevante dedicar tiempo y atención a volver a humanizar la atención sanitaria. Más allá de las tecnologías están las personas y la inteligencia emocional, la inteligencia humana.

¿Cómo serán los hospitales del futuro?

La organización tradicional de los hospitales y áreas sanitarias en unidades verticales de conocimiento, donde cada especialidad opera en su propio «silo», refleja una época en la que la medicina se centraba más en enfermedades específicas y tratamientos aislados. Esta estructura, aunque efectiva en algunos contextos, presenta limitaciones cuando se trata de responder a las necesidades de salud en un entorno de cronicidad y comorbilidad.

> **Los hospitales del futuro no serán solo edificios, sino nodos en una red de cuidados centrados en las personas.**

Para afrontar el futuro es imprescindible una transformación hacia un enfoque más holístico e integrado en la atención sanitaria.

Esto requiere liderazgos con foco en la salud ampliada, que pongan al paciente y a su familia en el centro, atendiendo no solo lo clínico, sino también el bienestar emocional y social; un enfoque preventivo y personalizado para reducir la carga sobre el sistema de salud y mejorar la calidad de vida. Fomentar las transversalización de las organizaciones. Eliminar los «silos» entre especialidades para una colaboración multidisciplinaria efectiva y una atención continua y coherente. Proveer de atención más allá de las paredes del centro sanitario. Dotar de atención domiciliaria y telemedicina que expanden los cuidados fuera del hospital, mejorando accesibilidad y seguimiento, especialmente para pacientes crónicos. El personal de salud necesita adaptarse a nuevas tecnologías, centrándose en la atención directa, mientras la IA apoya en tareas rutinarias. Imagina un centro con salas diseñadas para consultas remotas con equipamiento adecuado para mejorar la experiencia y eficiencia del paciente. Incorporación de nuevas tecnologías en salud diseñadas con profesionales sanitarios que no aumentan la carga administrativa, sino que desburocratizan. IA, robótica, realidad virtual y *wearables* que transforman la atención, mejoran diagnósticos y personalizan tratamientos. Escalado de soluciones que conviertan la voz a texto y la incorporen a la historia clínica. Soluciones capaces de transcribir automáticamente la conversación médico-paciente mediante IA para reducir la carga administrativa y permitir más tiempo de atención directa al paciente. Herramientas que permiten ayudar a la toma de decisiones clínicas y de gestión mediante datos de salud de dispositivos y registros electrónicos. Impulso de modelos de análisis de datos multimodales que integran diferentes fuentes de datos, incluyendo texto, imagen, o lo que conocemos por «ómicas» (genómica, proteómica, transcriptómica, metabolómica...) y que, combinados, permiten el avance de la medicina personalizada. Gracias a estos análisis seríamos capaces de conocer en profundidad a cada paciente y hacer medicina de precisión. Podríamos identificar a los pacientes que responderán mejor a uno u otro tratamiento, mejorando los resultados clínicos y la eficiencia. Hospitales volcados en la ciberseguridad, que deberán asegurar la protección de datos sensibles y formación del personal para asegurar la confianza en los sistemas de salud digitalizados.

De todos estos pilares o ejes de transformación, probablemente el último merezca un poco de explicación. Los modelos de lenguaje multimodal son sistemas de IA capaces de procesar e interpretar simultáneamente diferentes tipos de datos, como texto, imágenes, audio y vídeo, para ofrecer soluciones integradas y eficientes. Estos sistemas permiten coordinar múltiples IA especializadas que, bajo la supervisión de una IA coordinadora, colaboran para abordar tareas complejas en el entorno hospitalario. La combinación de estos modelos con la colaboración humana facilita una atención integral y precisa, optimizando la toma de decisiones en la atención sanitaria.

Imaginemos un sistema donde varias IA especializadas trabajen conjuntamente para diagnosticar un caso médico complejo. Por ejemplo, una IA puede analizar imágenes de radiografías para detectar anomalías, otra puede interpretar biomarcadores genéticos del paciente (información «ómica» del paciente) y una tercera puede revisar los registros clínicos para identificar antecedentes relevantes. Todas estas IA están coordinadas por una IA central, que recopila los aportes de cada una y los integra para proporcionar una visión general completa del estado del paciente. Este proceso es supervisado por médicos, quienes garantizan que la solución ofrecida sea precisa, ética y adecuada. De este modo, la combinación de capacidades de múltiples IA bajo una IA coordinadora permite gestionar grandes volúmenes de datos de manera eficiente y tomar decisiones clínicas informadas y rápidas, asegurando una mejor atención al paciente.

Creo que los hospitales del futuro serán centros integrados y tecnológicamente avanzados, enfocados en una atención holística y personalizada. **La colaboración entre tecnologías emergentes y profesionales de la salud, junto con un enfoque en la prevención y la medicina personalizada, redefinirá la experiencia del paciente y mejorará los resultados de salud**.

La evolución hacia un sistema de salud más integrado, flexible y centrado en el paciente es esencial para afrontar los retos actuales y futuros. Esta transformación implica adoptar nuevas formas de colaboración, tecnologías y enfoques en la atención sanitaria, siempre con el objetivo de ofrecer cuidados más eficaces, eficientes y humanizados. Debemos reflexionar sobre el futuro de los hospitales, los centros sanitarios, la atención primaria, la salud mental, la prevención y la atención sanitaria en general. A mí me ayuda tomar como punto de partida las experiencias de los profesionales sanitarios con los que he tenido la suerte de poder aprender; desde los primeros años como estudiante de Medicina en el Hospital La Paz, pasando por la especialidad MIR de Medicina Preventiva en el Hospital Clínic y en el hospital de Manhiça en Mozambique, los diversos centros de atención primaria o intermedia o la agencia de salud pública de Barcelona. A mi vuelta de Sierra Leona a España, la primera experiencia en un equipo de gestión en el Hospital Clínico de Zaragoza fue un gran aprendizaje que, junto con la experiencia posterior en el Hospital Vall d'Hebron, me ayuda a conectar con la realidad del sistema sanitario, ser consciente de los desafíos a los que nos enfrentamos y también a esforzarme por ordenar las ideas. Debemos formular un camino realista, para dar sentido a la oportunidad que tenemos de transformar el cuidado de la salud.

Durante mi tiempo como director de innovación y gestión integral en el Hospital Campus Vall d'Hebron, una de las lecciones más importantes fue la necesidad de adoptar un enfoque integrador y centrado en el paciente. La implementación de sistemas de información avanzados no solo mejoró la comunicación entre los equipos de atención, sino que también permitió una mayor eficiencia y colaboración. Esto subraya la importancia de las infraestructuras tecnológicas en el futuro de los hospitales, no solo para optimizar operaciones, sino también para personalizar y mejorar la atención al paciente.

Otro aspecto clave es, en mi experiencia, el compromiso con el modelo de Atención Basada en el Valor (*Value Based Healthcare*). Este enfoque enfatiza los resultados y la calidad de la atención sobre el volumen de servicios prestados. En el futuro, los hospitales deberán continuar orientándose hacia modelos de atención que midan su éxito no solo en términos de procedimientos realizados, sino también en la mejora de la calidad de vida de los pacientes.

Un ejemplo es la European University Hospital Alliance, que fundamos hace años con el objetivo de conectar destacadas instituciones médicas europeas para compartir conocimientos y mejores prácticas a nivel internacional. En el futuro, las alianzas y colaboraciones interinstitucionales serán cruciales para impulsar la innovación, compartir recursos y abordar colectivamente desafíos como las pandemias globales y las enfermedades crónicas.

Algunos colegas de profesión, gestores o profesionales sanitarios innovadores me preguntan cuáles son las claves para asegurar una transformación consistente en los centros sanitarios y cómo conseguir que la innovación se integre de manera efectiva en los procesos asistenciales de un hospital. Es una pregunta compleja, que depende mucho de las necesidades y realidades heterogéneas. Aun así, creo que hay algo que puede ayudar: estructurar las organizaciones como sistemas que integren metodológicamente la innovación en su gobernanza, prioricen sus retos y busquen soluciones siguiendo una estrategia clara.

Más allá del futuro de los hospitales, ¿cómo será el sistema sanitario?

Es difícil predecir cómo serán los sistemas sanitarios dentro de diez años, pero hay pilares clave que pueden determinar su evolución. La transformación efectiva de las instituciones sanitarias, impulsada por la cultura y el talento, será crucial, especialmente con el desarrollo del tecnólogo sanitario. La eliminación de barreras tecnológicas, como la centralización de servicios, y el enfoque en la longevidad y el envejecimiento saludable jugarán un papel importante. La prevención, la promoción de la salud y la digitalización también serán fundamentales, con soluciones innovadoras que mejoren la eficiencia y el acceso. Además, el liderazgo será clave para desafiar el *statu quo* y asegurar el éxito futuro. La regulación y la aparición de plataformas digitales integradas se acelerarán en momentos de crisis. La salud mental, el componente biopsicosocial y la IA también tendrán un impacto significativo, con la IA transformando la prevención, el diagnóstico y el tratamiento. Nos enfrentamos a una revolución tecnológica que pondrá a prueba los sistemas sanitarios en los próximos años.

Escenarios para predecir el futuro de la salud

Anticipar el futuro del sistema sanitario es una tarea crucial para abordar los desafíos que se avecinan. En mi visión personal, la herramienta más útil para hacerlo es el ejercicio de escenarios estratégicos, inspirado en *The Art of Strategic Conversation*, de Kees van der Heijden, basado en el trabajo pionero de Pierre Wack. Este enfoque nos permite explorar futuros alternativos, promoviendo una conversación estratégica que ayuda a las organizaciones a prepararse para diferentes posibilidades. A continuación, vamos a desarrollar los puntos clave de esta metodología aplicada al sistema sanitario.

1. **Definir la cuestión central**: la primera etapa de este proceso es definir una pregunta clave. Yo suelo pre-

guntarme: «¿Cómo evolucionará el sistema sanitario en los próximos veinte años?».

2. **Identificar fuerzas motrices**: es importante identificar las fuerzas que impulsan los cambios en el sistema sanitario, como factores económicos, sociales, tecnológicos, políticos y ambientales. Estas fuerzas influyen profundamente en las diferentes direcciones que puede tomar el futuro del sistema.

3. **Determinar dimensiones críticas**: vamos a considerar algunas dimensiones críticas que son claves para entender el futuro de la salud:

   • **Adaptación al cambio**: la capacidad de adaptación es esencial, como quedó claro durante la pandemia de covid-19, cuando la agilidad y la resiliencia en el sistema sanitario marcaron la diferencia en la respuesta a la crisis.

   • **Inteligencia artificial**: la IA está revolucionando la atención sanitaria. Facilita diagnósticos más precisos, tratamientos personalizados y una mejor gestión de los recursos. Los modelos de lenguaje multimodal y otras IA avanzadas están liderando esta revolución.

   • **Regulación**: las regulaciones desempeñan un papel fundamental para equilibrar la innovación con la seguridad y la privacidad de los pacientes. Creo firmemente que las políticas deben facilitar la adopción de nuevas tecnologías mientras garantizan su uso ético.

   • **Medicina de las 5 P**: esta dimensión abarca un cambio desde la medicina reactiva hacia una medicina predictiva, preventiva, personalizada, participativa y poblacional. La medicina de las 5 P representa un enfoque proactivo que puede mejorar la calidad de vida y reducir costes a largo plazo:

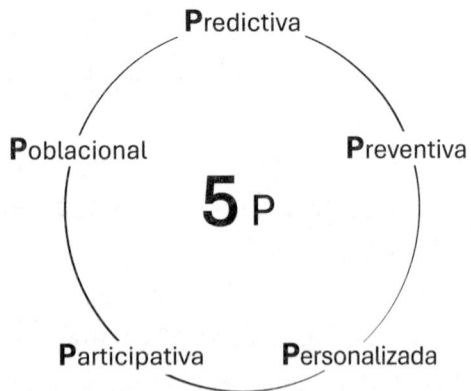

Predictiva: permite anticipar enfermedades antes de que aparezcan mediante el análisis de datos genéticos, históricos y ambientales.

Preventiva: se centra en prevenir enfermedades a través de intervenciones tempranas, cambios de estilo de vida y programas de cribado.

Personalizada: adapta los tratamientos a las necesidades individuales del paciente, mejorando su efectividad.

Participativa: empodera a los pacientes para que participen activamente en su propio cuidado, gracias a tecnologías que permiten el acceso y la gestión de su salud.

Poblacional: aborda las necesidades de grupos específicos de la población, diseñando intervenciones que reduzcan las desigualdades en salud y mejoren la equidad.

4. **Desarrollo de escenarios**: utilizando estas dimensiones se desarrollan varios escenarios plausibles que permiten explorar futuros alternativos. Estos escenarios no son predicciones, sino narrativas que ayudan a visualizar cómo diferentes fuerzas podrían interactuar.

5. **Análisis de escenarios**: se analizan las implicaciones de cada escenario, identificando las oportunidades y riesgos que plantean. Este paso permite desarrollar estrategias que respondan a las diferentes situaciones.

6. **Planificación de estrategias**: finalmente, se formulan estrategias que puedan aplicarse a varios escenarios. Esto asegura que las organizaciones estén preparadas para enfrentarse a cualquier futuro posible.

Cuando hago este ejercicio de escenarios, suelo utilizar estos dos ejes que te pueden ayudar a visualizar cómo puede evolucionar el sistema sanitario.

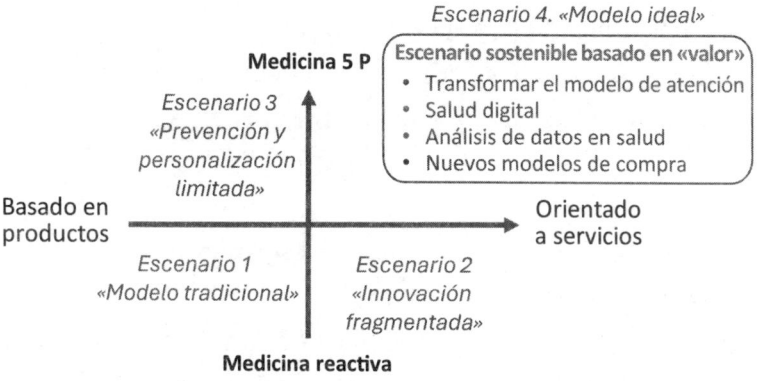

- **Eje horizontal (X), de productos a soluciones**: este eje ilustra la transición de un enfoque basado en productos individuales hacia un enfoque centrado en soluciones integrales. Tradicionalmente, el sistema sanitario ha ofrecido productos específicos como medicamentos o dispositivos médicos. Sin embargo, creo que el futuro de la salud depende de pasar a un enfoque de soluciones integrales que aborden las necesidades del paciente en su totalidad. Este cambio no solo mejora los resultados de salud, sino que también aumenta la eficiencia del sistema, al integrar diversas tecnologías y servicios en una atención más coordinada y continua.

- **Eje vertical (Y), de medicina reactiva a medicina de las 5 P**: este eje refleja el cambio de un sistema sanitario reactivo hacia una medicina proactiva, representada por las 5 P. En lugar de tratar enfermedades una vez que han aparecido, la medicina de las 5 P busca anticipar, prevenir y personalizar el cuidado de la salud. Este enfoque no solo mejora la salud individual y poblacional, sino que también optimiza los recursos del sistema, al reducir la carga de las intervenciones tardías y los costes asociados con las enfermedades avanzadas.

¿Cuáles son los cuatro escenarios estratégicos?

A partir de estos dos ejes podemos construir cuatro escenarios estratégicos que reflejan distintos futuros para el sistema sanitario. Estos escenarios exploran cómo podrían interactuar las tendencias actuales y las decisiones estratégicas en diferentes combinaciones:

- **Escenario 1: modelo tradicional** (productos y medicina reactiva)

  En este escenario, el sistema sanitario sigue centrado en productos individuales y en una medicina reactiva. Esto significa que la atención se activa principalmente después de que aparezcan los síntomas, y se basa en la provisión de productos médicos específicos. Aunque este enfoque ha funcionado históricamente, podría no ser sostenible frente a la creciente demanda de servicios de salud y los costes crecientes.

- **Escenario 2: innovación fragmentada** (soluciones y medicina reactiva)

  Aquí, el sistema comienza a moverse hacia soluciones más integradas, pero sigue siendo reactivo. Aunque se integran nuevas tecnologías y servicios, las intervenciones ocurren principalmente después de la aparición de la enfermedad. Este escenario mejora la coordinación de la atención, pero no alcanza el potencial completo de la medicina preventiva y personalizada.

- **Escenario 3: prevención y personalización limitada** (productos y medicina de las 5 P)

  En este escenario, la medicina de las 5 P empieza a ganar terreno, pero el sistema sigue centrado en productos individuales. Aunque las intervenciones son más personalizadas y se enfocan más en la prevención, el modelo sigue siendo fragmentado, lo que limita la efectividad total del enfoque preventivo.

- **Escenario 4: modelo ideal** (soluciones y medicina de las 5 P)

  Este es el escenario al que aspiramos, donde el sistema sanitario se transforma completamente hacia la entrega de soluciones integrales, basadas en la medicina de las 5 P. Aquí, el sistema no solo es proactivo, anticipando y previniendo enfermedades, sino que también personaliza el cuidado para cada paciente. Este enfoque optimiza los recursos, mejora los resultados de salud y ofrece una atención mucho más eficiente y centrada en el paciente. Es un modelo holístico que integra prevención, personalización y equidad en salud, promoviendo una salud sostenible para todos.

Preguntas estratégicas que nos preparan para el futuro

Te animo a que hagas tus propios ejercicios de escenarios estratégicos. Esto permite a las personas y las organizaciones visualizar futuros alternativos y prepararse mejor para los desafíos del mañana. Estos escenarios estratégicos nos ayudan a formular mejores preguntas y a elaborar estrategias resilientes, asegurando que las organizaciones sanitarias puedan adaptarse a los cambios y liderar la transformación hacia un sistema de salud ampliada.

¿Cómo imaginas un sistema de salud futuro más allá de la atención médica?

Como ya sabes, me gusta usar el término «salud ampliada» para describir un enfoque holístico que va más allá de la atención médica tradicional, aunque no sea un término oficial. Este concepto integra prevención, bienestar y la participación activa del paciente, abarcando no solo el tratamiento clínico, sino también aspectos sociales, económicos y ambientales que impactan en la vida de cada persona.

En el centro de este sistema de salud ampliado está el paciente, quien ya no es un receptor pasivo, sino un actor clave en su propio cuidado. Con el apoyo de las tecnologías digitales, los pacientes pueden gestionar sus datos, citas y decisiones de salud de manera más autónoma, participando activamente en su tratamiento y bienestar. Este empoderamiento es fundamental para hacer que la salud ampliada sea una realidad.

Sin embargo, en un entorno cada vez más tecnológico, el papel del profesional de la salud como «el humano en la sala» es crucial. Aunque la IA puede ofrecer diagnósticos rápidos y precisos, solo los seres humanos pueden aportar la empatía y el juicio clínico que los pacientes necesitan. Este equilibrio entre tecnología y humanidad es esencial para asegurar que el cuidado siga centrado en la persona.

La salud ampliada también requiere una colaboración intersectorial que trascienda los límites tradicionales del sistema sanitario. Esto implica trabajar junto a sectores como la educación, el transporte, la vivienda y el medioambiente, abordando todos los factores que influyen en la salud de una persona. Este enfoque asegura que la salud no se defina solo por la ausencia de enfermedad, sino por un estado completo de bienestar físico, mental y social.

La salud plena implica vivir y disfrutar de una vida equilibrada, favoreciendo el bienestar en todos sus aspectos: alimentación saludable, ejercicio regular, gestión del estrés y relaciones significativas. Al integrar la innovación de manera efectiva y mantener la humanidad en el centro del cuidado, podemos crear un sistema de salud ampliada que no solo trate enfermedades, sino que promueva un bienestar completo y duradero para todas las personas.

7.
Colaboración
y ecosistema de salud

Los desafíos de la salud pública son tan amplios y complejos que ninguna entidad puede afrontarlos sola. La interdependencia entre instituciones públicas, empresas privadas, ONG y ciudadanos es esencial para generar soluciones innovadoras y sostenibles. La colaboración es clave para superar obstáculos médicos, tecnológicos, socioeconómicos, éticos y regulatorios, y para gestionar de forma coordinada todos los aspectos de la atención sanitaria, optimizando recursos y mejorando los resultados.

En este contexto, las colaboraciones público-privadas juegan un papel esencial al combinar la capacidad regulatoria y equitativa del sector público con la innovación y eficiencia del sector privado. Sin embargo, es fundamental garantizar que los beneficios se distribuyan de manera equitativa y que las metas comerciales no superen los objetivos de salud pública. La integración de avances tecnológicos, como la telemedicina, depende tanto de la innovación privada como de la infraestructura pública.

Los desafíos del sector salud requieren planes estratégicos a largo plazo para asegurar una mejora sostenible en la calidad y eficiencia del sistema. Las colaboraciones público-privadas, diseñadas con horizontes amplios, tienen el potencial de transformar el panorama sanitario, pero deben ser resistentes a los cambios y asegurar la equidad y accesibilidad a largo plazo.

En el contexto de la salud, estas colaboraciones buscan combinar la eficiencia y la innovación del sector privado con los recursos y el alcance del sector público para mejorar los servicios de salud y los resultados sanitarios. Las colaboraciones público-privadas pueden variar desde la construcción y gestión de infraestructuras hasta la prestación de servicios médicos y la implementación de tecnologías avanzadas. El objetivo es aprovechar lo mejor de ambos sectores para ofrecer soluciones más eficaces y sostenibles a los desafíos de la salud.

Economía europea y el foco en la industria de la salud

Europa se encuentra en una encrucijada económica, y un enfoque estratégico en la industria de la salud puede ser la clave para un resurgimiento económico. Actualmente, la inversión en salud en Europa está infrautilizada en comparación con su potencial. Las principales economías europeas tienen la oportunidad de aumentar su PIB mediante la inversión en el sector sanitario. Esto incluye no solo la inversión en infraestructuras y servicios sanitarios, sino también una fuerte apuesta por la investigación y el desarrollo de innovaciones que mejoren la esperanza y la calidad de vida de la población.

La salud como una inversión

La inversión en el sector sanitario no solo impacta en la salud, también afecta positivamente al crecimiento económico a largo plazo. Un informe llevado a cabo en España por Afi y la Fundación FarmaIndustria concluía que aumentar la inversión pública en sanidad en 2 puntos del PIB entre 2021 y 2025 podría elevar la tasa de crecimiento media del PIB en 0,25 puntos porcentuales y generar hasta 427 000 millones de euros adicionales para 2040, mejorando el capital humano, la productividad y ampliando la fuerza laboral.

Al aumentar la inversión en recursos sanitarios, la población goza de mejor salud. Además, invirtiendo en salud se pueden crear empleos altamente cualificados, fomentar la innovación y mejorar la competitividad global de las empresas. Este enfoque puede traducirse en un crecimiento sostenible del PIB y una mayor resiliencia económica.

El futuro económico de Europa puede estar fuertemente influenciado por su capacidad para capitalizar las oportunidades en la industria de la salud. Al centrar sus esfuerzos en este sector, las principales economías europeas pueden no solo mejorar la calidad de vida de sus ciudadanos, sino también asegurar un crecimiento económico sostenible y competitivo en el escenario global. ¿Estamos preparados para asumir este desafío y transformar nuestros sistemas de salud en motores de prosperidad económica? La respuesta está en nuestra capacidad para invertir estratégicamente en el futuro.

En las últimas décadas, hemos visto cómo el PIB de Estados Unidos y China ha crecido a un ritmo más rápido que el de Europa. Mientras que Estados Unidos ha mantenido su liderazgo económico con una fuerte inversión en tecnología y salud, China ha emergido como una potencia global gracias a su rápida industrialización y urbanización. Europa, por otro lado, afronta el desafío de mantenerse relevante en un mundo cada vez más competitivo. ¿Qué podemos aprender de estos modelos de crecimiento y cómo puede Europa reactivar su economía?

La industria de la salud en Europa, fuente de prosperidad económica

El mercado de valores estadounidense cuenta con sus «Siete magníficos»: Alphabet, Amazon, Apple, Meta, Microsoft, Nvidia y Tesla. Estas empresas, principalmente tecnológicas, dominan el mercado con sus altísimos valores de mercado y sus impresionantes rendimientos. ¿Qué hace que estas compañías sean tan influyentes? Principalmente, su capacidad de innovar y transformar sectores enteros de la economía a través de la tecnología.

En Europa, las «granolas» son las once compañías que representan una fracción significativa del mercado: aunque menos tecnológicas que sus contrapartes estadounidenses, son igualmente importantes y diversificadas, abarcando sectores como la salud, bienes de consumo y tecnología. Entre las once empresas que componen esta élite económica, seis están directamente involucradas en la industria sanitaria y son multinacionales biofarmacéuticas. Esta preponderancia de empresas del ámbito salud refleja una profunda fortaleza estructural y una apuesta estratégica por sectores que, aunque puedan parecer tradicionales, son esenciales y de rápido crecimiento.

Aunque no hay tantas compañías europeas con valores de mercado en el billón de dólares como las «Siete magníficas» de Estados Unidos, las «Once granolas» europeas han demostrado ser increíblemente resilientes y diversificadas, con un crecimiento sólido y retornos significativos, superando incluso a las grandes tecnológicas estaudounidenses en algunos aspectos en los últimos dos años.

Las biofarmacéuticas son fundamentales no solo como motores económicos, sino también como agentes de cambio social y promotores de la prosperidad. Estas empresas están a la vanguardia de la innovación médica, desarrollando nuevos tratamientos y terapias que mejoran la calidad de vida, generan comunidades de talento y activan la economía.

La industria sanitaria ofrece una combinación de estabilidad y crecimiento que pocas otras pueden igualar. La demanda de productos y servicios de salud es relativamente rígida; la necesidad de tratamientos médicos y terapias no disminuye con las fluctuaciones económicas. Esta estabilidad intrínseca es atractiva tanto para inversores como para economías nacionales que buscan mitigar riesgos. Además, la innovación en salud es un motor de crecimiento robusto. Las biofarmacéuticas europeas están a la vanguardia del desarrollo de nuevos medicamentos y tecnologías médicas. Innovaciones como las terapias génicas, medicamentos biológicos y tratamientos personalizados no solo mejoran la salud de los pacientes, sino que también abren nuevos mercados y generan una economía próspera.

El hecho de que una proporción tan alta de estas empresas esté enfocada en la salud subraya otro punto crucial: la capacidad de Europa para competir globalmente en un sector de alto valor añadido. **Mientras que las empresas tecnológicas dominan el mercado estadounidense, Europa ha encontrado su fortaleza en la salud y en el bienestar.** Esta especialización es beneficiosa para la economía y también posiciona a Europa como un líder global en un sector fundamental para el bienestar humano y el progreso económico.

Finalmente, su enfoque en salud resalta la importancia de la inversión en investigación y desarrollo (I+D). Las empresas europeas de salud son algunas de las más avanzadas en términos de I+D, dedicando un alto porcentaje de sus ingresos a la innovación, lo que conduce a avances médicos que salvan vidas y también fortalece las economías nacionales al crear oportunidades laborales y promover la transferencia de tecnología y conocimiento.

Y ¿qué hay de la ciencia?

No podemos cerrar esta reflexión sin hablar de la ciencia. La ciencia, en combinación con la innovación, es una de las fuerzas más potentes para impulsar la transformación social y mejorar el bienestar humano. En el sector sanitario su impacto es aún más evidente, ya que las investigaciones científicas y los avances tecnológicos no solo prolongan la vida, sino que mejoran significativamente su calidad. A través de la ciencia, no solo obtenemos nuevos tratamientos y terapias, sino que también encontramos soluciones para desafíos globales, desde pandemias hasta enfermedades crónicas.

La ciencia y la innovación: claves para la transformación y la prosperidad

El avance en la ciencia médica ha permitido el desarrollo de innovaciones terapéuticas que han revolucionado la atención sanitaria. Desde terapias personalizadas hasta tecnologías biomédicas avanzadas, la ciencia ha cambiado la manera en que diagnosticamos, tratamos y prevenimos enfermedades. Estos avances no solo permiten salvar vidas, sino que también transforman la experiencia del paciente, mejorando su calidad de vida y brindando esperanza en casos en los que antes no existían soluciones viables.

La investigación como motor de progreso económico y social

La ciencia no solo transforma la salud, sino que es un motor clave del progreso económico. La inversión en I+D impulsa la creación de nuevos conocimientos, fomenta la innovación y estimula el surgimiento de nuevas industrias. En particular, los avances científicos en biotecnología, farmacología y tecnologías de la salud generan empleos de calidad, contribuyendo al crecimiento económico de las naciones.

Además, al mejorar la salud de las poblaciones, la ciencia tiene un efecto indirecto significativo en la economía. Una población más sana es una población más productiva, con menores tasas de ausentismo laboral y mayor capacidad de contribuir activamente al desarrollo de su país. Esta relación entre salud y economía subraya la importancia de seguir invirtiendo en ciencia, no solo como una herramienta para mejorar la calidad de vida, sino como una base sólida para el crecimiento sostenible.

La ciencia no solo tiene un impacto dentro de las fronteras de un país; también es una poderosa herramienta para la diplomacia y la cooperación internacional. A lo largo de la historia, la colaboración científica ha servido como un puente entre naciones. La investigación conjunta en áreas como el Proyecto Genoma Humano, la investigación en salud global o el cambio climático ha facilitado acuerdos internacionales y ha creado una plataforma común para el diálogo global. La investigación científica puede unir a naciones con objetivos compartidos, como combatir pandemias o encontrar soluciones sostenibles para el planeta. Al promover la ciencia como un lenguaje común, se fomenta la colaboración entre países, lo que fortalece no solo las relaciones internacionales, sino también la capacidad colectiva de resolver problemas globales tan importantes como la salud.

Investigación científica para un futuro próspero

La ciencia y la investigación no son solo fuerzas de transformación en la salud y la economía, sino también en la construcción de un futuro más próspero y equitativo. Las soluciones derivadas de la investigación científica tienen el potencial de abordar los problemas más urgentes de la humanidad, desde las crisis sanitarias hasta los desafíos ambientales.

Al seguir apostando por la ciencia y la innovación, fomentamos un mundo más saludable, más próspero y conectado. La ciencia no solo mejora nuestra comprensión del mundo, sino que también nos proporciona las herramientas para que lo convirtamos en un lugar mejor. Invertir en ciencia es, en última instancia, invertir en un ecosistema sanitario más sólido y sostenible.

¿Qué es un ecosistema de salud?

En un mundo en constante evolución, la interdependencia entre diferentes sectores se ha vuelto esencial, especialmente en los sistemas sanitarios.

La palabra «ecosistema» proviene originalmente de la ecología, donde describe un complejo de comunidades biológicas (plantas, animales y microorganismos) y su entorno físico, ambos interrelacionados, funcionando como una unidad. Este concepto se ha extendido a diversos campos para describir sistemas que, aunque no biológicos, funcionan de manera similar en términos de interdependencias y dinámicas complejas.

Cuando se habla de un «ecosistema de salud», se está aplicando esta metáfora para enfatizar que el sistema de salud es más que una colección de componentes aislados o un simple conjunto de procedimientos y entidades. Un ecosistema de salud abarca una amplia gama de factores y relaciones: incluye proveedores de atención médica, pacientes, políticas de salud, tecnologías, y factores socioeconómicos y ambientales que influyen en la salud pública.

1. **Definición por función**: un ecosistema de salud se define por su función principal de mantener y mejorar la salud de la comunidad. Esto incluye el tratamiento de enfermedades, la prevención, la educación sanitaria y el apoyo a los determinantes sociales de la salud como la vivienda, la alimentación y el medioambiente.

2. **Definición por límites**: los límites de un ecosistema de salud no son fijos ni exclusivamente geográficos; son dinámicos y contextuales. Pueden variar según la población atendida, los recursos disponibles y las políticas específicas de salud que se implementan. También pueden ser permeables, permitiendo interacciones con otros ecosistemas, como el educativo, el económico y el ambiental.

3. **Definición por los sistemas que lo conforman**: un ecosistema de salud está compuesto por múltiples sistemas que interactúan. Estos incluyen sistemas de atención médica (hospitales, centros de atención primaria, farmacias...), sistemas administrativos y reguladores, sistema emprendedor, sistemas de proveedores tecnológicos, industriales, científicos y muchos otros.

La necesidad de definir el sistema de salud como un ecosistema radica en la comprensión de que los medios que dan respuesta al cuidado de la salud individual y colectiva son el resultado de interacciones complejas y multifactoriales. Al adoptar un enfoque holístico en cuanto a los agentes dedicados a la mejora de la salud y las interacciones entre ellos, el sistema de salud puede responder mejor a las necesidades cambiantes de la población en un entorno dinámico. De esta manera, se promueve una visión más colaborativa y sistémica que es fundamental para diseñar políticas de salud efectivas, implementar innovaciones tecnológicas y mejorar los resultados de salud de manera sostenible. Un ecosistema de salud es vasto y diverso, compuesto por múltiples entidades que cooperan y contribuyen de manera integral a su funcionamiento y evolución. En el siguiente esquema podemos ver las principales entidades que forman parte de un ecosistema de salud:

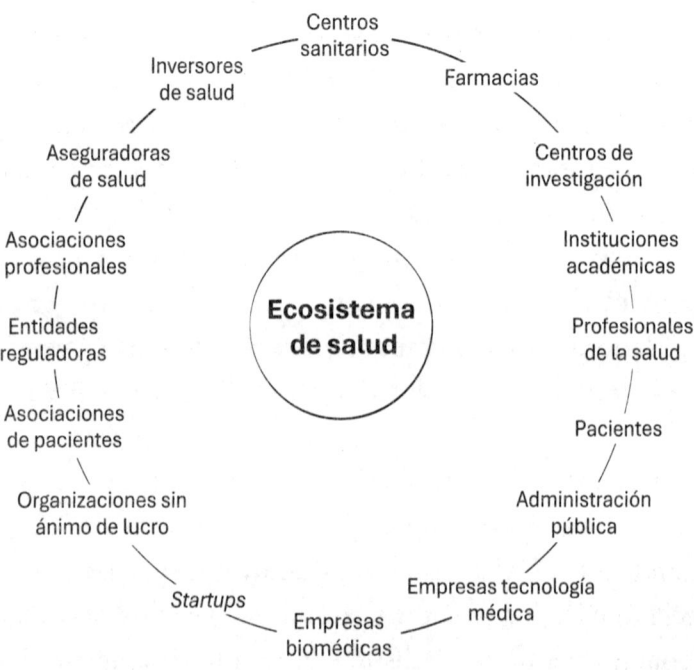

¿Qué es un ecosistema de salud digital?

La búsqueda de soluciones para mejorar la salud humana nos lleva a un enfoque colaborativo, integrando la salud con el ámbito digital. Conceptos como *big data*, IA, innovación y transformación digital son fundamentales para renovar nuestro sistema sanitario.

El concepto de «ecosistema de salud digital» refleja la evolución de la tecnología y su integración en el sector. Este ecosistema abarca todas las tecnologías digitales que aplican a la salud, incluyendo sistemas de información clínica, aplicaciones de salud móviles, telemedicina, *wearables* que monitorizan la salud, plataformas de datos de salud y la IA aplicada al diagnóstico y tratamiento médico, entre otras. Al igual que los ecosistemas en la naturaleza, un ecosistema de salud digital es un sistema dinámico y complejo donde sus componentes interactúan de manera integral y dependiente.

El ecosistema de salud digital se define por su función de mejorar la accesibilidad, la efectividad, la eficiencia y la personalización de la atención médica a través de herramientas digitales. Su objetivo es optimizar los resultados de salud y aumentar la satisfacción del paciente y del profesional, facilitando además un flujo constante de información que apoya la toma de decisiones basada en evidencia. El ecosistema de salud digital representa una convergencia sin precedentes de la tecnología, la atención médica y la regulación, lo que requiere una gestión sofisticada.

En un ecosistema de salud digital tan complejo y multifacético, la coordinación efectiva entre las diversas entidades se convierte en un desafío crucial. No existe una dirección de orquesta que dirija todas las operaciones, sino que el liderazgo es compartido por múltiples actores que juegan roles esenciales en el impulso y la dirección de este ecosistema. Los líderes en el ecosistema de salud digital deben tener la capacidad de trabajar más allá de los límites organizacionales. El liderazgo efectivo es esencial para impulsar y sostener la cooperación entre lo público y lo privado. La verdadera transformación y sostenibilidad del sistema de salud dependerán de nuestra capacidad para trabajar juntos hacia un objetivo común: mejorar la salud y el bienestar de la población de manera efectiva y sostenible. Es necesario acordar en salud para hacer frente a los verdaderos retos del sistema sanitario. **Se requiere un liderazgo inclusivo, proactivo, valiente, colaborativo e innovador para unir a los diversos actores del ecosistema y guiarlos hacia un objetivo común: mejorar la salud y el bienestar de la población de manera efectiva y sostenible.** Sin estos líderes y equipos de liderazgo valientes, el ecosistema de salud digital no puede alcanzar su pleno potencial.

8.

El valor de los datos sanitarios

El mundo actual vive en permanente cambio, una evolución que obliga, desde hace tiempo, a que sectores que *a priori* podrían parecer divergentes o antagónicos ahora no puedan convivir el uno sin el otro. En el ecosistema de salud, encontrar soluciones para mejorar la salud de las personas requiere pedalear juntos. Como la salud y el mundo digital. Palabras como *big data*, IA, innovación o transformación digital son cada vez más determinantes para renovar y optimizar nuestro sistema sanitario y cada uno de los actores que formamos parte de él debemos asumir nuestra responsabilidad y sumarnos de forma proactiva a este cambio.

Estamos delante de una gran oportunidad de seguir trabajando, para imaginar la medicina y contribuir a mejorar y prolongar la vida de los pacientes a través de la innovación, la digitalización y los datos.

**Los datos en salud son más que cifras;
son historias, decisiones y vidas que se transforman
cuando se usan sabiamente.**

Los datos sanitarios, una fuente de valor inagotable

En la era digital, la cantidad de datos sanitarios registrados ha experimentado un crecimiento exponencial. Cada interacción entre pacientes y proveedores de salud, cada diagnóstico, tratamiento y resultado clínico genera una vasta cantidad de información que necesita ser gestionada de manera eficiente para poder ser aprovechada. Sin embargo, este incremento en la cantidad de datos presenta una serie de retos significativos.

1. **Almacenamiento**: el volumen de datos de salud es inmenso y continúa creciendo, lo que requiere soluciones de almacenamiento robustas y escalables.

2. **Orden y estructura**: los datos deben ser ordenados y estructurados adecuadamente para garantizar que puedan ser utilizados de manera efectiva. Esto implica organizar la información de manera que sea accesible y comprensible.

3. **Interoperabilidad**: los sistemas de salud utilizan una variedad de plataformas y tecnologías que deben ser capaces de comunicarse entre sí sin problemas. La interoperabilidad asegura que los datos puedan ser compartidos y utilizados a través de diferentes sistemas y entornos clínicos.

> 4. **Acceso**: los datos deben ser accesibles para los profesionales en el momento adecuado y lugar adecuados. Esto es crucial para la toma de decisiones clínicas informadas y para mejorar la calidad de la atención al paciente.

El verdadero valor de los datos sanitarios radica en la capacidad de estructurarlos de manera correcta y utilizarlos tanto para la asistencia clínica como para la investigación. Cuando estructuramos y gestionamos de manera correcta los datos, conseguimos, entre otras cosas:

- **Mejora en la asistencia clínica**: los datos bien estructurados y accesibles permiten a los médicos tomar decisiones informadas y personalizadas basadas en la historia clínica completa del paciente, mejorando así los resultados de salud.
- **Investigación y desarrollo**: los datos sanitarios son una mina de oro para la investigación clínica y epidemiológica. Permiten identificar patrones, evaluar la efectividad de tratamientos y desarrollar nuevas terapias y medicamentos.
- **Eficiencia y efectividad**: un sistema de salud que gestiona adecuadamente sus datos puede reducir costes, eliminar redundancias y mejorar la eficiencia operativa.

Para afrontar estos retos y maximizar el valor de los datos sanitarios, se utilizan varios estándares y marcos que facilitan la interoperabilidad y el uso eficiente de la información.

En particular, CIE-10, OMOP, FHIR y openEHR son ejemplos de estándares de estructuración e interoperabilidad que juegan roles esenciales en diferentes fases del manejo de los datos de salud.

Debemos conocer a fondo las oportunidades y los retos de los sistemas de información y el futuro del Espacio Europeo de Datos de Salud. Lo considero un factor clave para lograr una transformación efectiva de los sistemas sanitarios. **La eficiencia y la capacidad estratégica en el uso de los datos están directamente relacionadas con el conocimiento que los líderes del sector tengan sobre estos conceptos y su habilidad para colaborar con equipos multidisciplinares.** En mi experiencia, la aceleración de los proyectos es impresionante cuando todos los miembros del equipo entienden los conceptos como la interoperabilidad o la seguridad de los datos y profundizan en un ámbito que, por mucho tiempo, hemos dejado que evolucione en paralelo a la actividad asistencial de nuestras instituciones. Lo he vivido en el día a día de los proyectos, desde mi experiencia con los sistemas de información del Hospital Vall d'Hebron, un centro puntero en este ámbito, hasta los proyectos que actualmente desarrollo con el equipo de soluciones innovadoras. Casi cualquier proyecto de innovación o mejora del sistema de salud se ve acelerado por el conocimiento de sistemas de información, las barreras existentes y las oportunidades por aprovechar. Integrar este conocimiento en el núcleo de nuestras operaciones permite alinear la tecnología con la misión fundamental del cuidado de la salud, haciendo posible una verdadera transformación. Los sistemas sanitarios que logren adaptarse y aprovechar las oportunidades del Espacio Europeo de Datos de Salud, convirtiendo sus datos en información, la información en conocimiento y el conocimiento en impacto, serán los líderes del futuro en el ámbito de la salud.

¿Cómo podemos tomar decisiones basadas en analítica de datos para mejorar la salud de las personas?

El poder de los datos es infinito. Con el uso de los datos, de un modo ético y transparente, podemos ayudar en la toma de decisiones que mejoren el bienestar del paciente. La capacidad que tienen los cuadros de mando para orientar en la toma de decisiones es clave. Evaluar los resultados en salud de las diferentes actividades de un sistema sanitario puede ayudar a identificar los procesos que aportan más valor a los pacientes. Pongamos el ejemplo de un proceso asistencial: el flujo de pacientes que pasan por un servicio de urgencias que diagnostica y estabiliza, posteriormente va seguido de un ingreso en el hospital y finalmente da seguimiento clínico en atención primaria tras el alta. Hay diferentes maneras de estructurar y planificar este proceso, dirigiendo más o menos recursos en urgencias, mejorando la capacidad de hospitalización o fomentando el seguimiento en atención primaria. Desde herramientas con asistencia de IA para apoyar el diagnóstico diferencial de los pacientes y mejorar la calidad de la asistencia en urgencias, pasando por tecnologías de gestión de procesos para la mejora de los flujos de hospitalización, hasta plataformas de telemedicina para complementar el seguimiento de atención primaria tras el alta. Ahora bien, solo analizando los datos generados en este proceso asistencial podemos saber cuál de las diferentes opciones organizativas e innovadoras es la mejor. Si tenemos datos, podemos evaluar el estado de salud del paciente antes y después de haber pasado por urgencias, hospitalización y atención primaria. Si podemos comparar los resultados en salud de diferentes modelos asistenciales, podremos saber cuáles son las intervenciones más efectivas, los modelos organizativos y los proyectos de innovación que mejores resultados clínicos aportan.

Las fases de la analítica de datos en la toma de decisiones en salud

Podemos dividir la analítica de datos en salud en cuatro fases principales, cada una con un papel específico en la mejora de la toma de decisiones y en la optimización de los cuidados de salud:

1. **Analítica descriptiva**: esta fase implica el uso de datos para entender lo que ha ocurrido dentro de un sistema de salud. Por ejemplo, podría incluir el análisis de la cantidad de visitas a urgencias, las tasas de

admisión hospitalaria y las intervenciones posalta. Estos datos ayudan a identificar tendencias y patrones, proporcionando una base sólida para la comprensión contextual de los datos operativos y clínicos.

Ejemplo: se utiliza para monitorear el número de pacientes atendidos en la sala de emergencias cada mes. Los datos recogidos incluyen el número de visitas, la duración de las estancias y los tipos de emergencias tratadas.

2. **Analítica diagnóstica**: esta fase se centra en las causas detrás de las tendencias observadas en la analítica descriptiva y analiza por qué ocurrieron ciertos eventos. Por ejemplo, si se detecta un aumento en las readmisiones hospitalarias, la analítica diagnóstica puede ayudar a determinar las causas, como podrían ser altas prematuras o un seguimiento inadecuado en atención primaria.

Ejemplo: después de observar un aumento en las tasas de infección postoperatoria en el hospital, se utilizan datos para identificar las causas subyacentes. Gracias a la analítica de datos podemos saber la correlación entre diferentes quirófanos y las tasas de infección, descubriendo que un quirófano en particular tiene una tasa significativamente más alta. Esto podría estar relacionado con prácticas de esterilización inadecuadas o el flujo de personal y materiales.

3. **Analítica predictiva**: utiliza los patrones identificados en los datos para predecir resultados futuros.

Esto permite anticipar eventos antes de que ocurran y tomar medidas proactivas para mitigar riesgos. Por ejemplo, algoritmos predictivos pueden identificar pacientes con alto riesgo de complicaciones postoperatorias y sugerir intervenciones preventivas específicas.

Ejemplo: utilizando historiales médicos y datos actuales de pacientes diabéticos, se desarrollan modelos predictivos para identificar a aquellos que tienen un riesgo elevado de desarrollar complicaciones graves, como úlceras del pie diabético. Estos modelos pueden basarse en variables como niveles de azúcar en sangre, adherencia a la medicación y resultados de visitas anteriores.

4. **Analítica prescriptiva**: va un paso más allá de la predicción al proponer acciones específicas. Basándose en los datos y predicciones disponibles, recomienda las mejores acciones para alcanzar los resultados deseados. Por ejemplo, podría sugerir el modelo más efectivo de seguimiento para pacientes con enfermedades crónicas, basado en la comparación de diferentes protocolos de tratamiento y sus resultados a lo largo del tiempo.

Ejemplo: basándose en la analítica predictiva de pacientes diabéticos en riesgo de complicaciones, el sistema puede sugerir intervenciones específicas. Por ejemplo, para un paciente con alto riesgo de úlceras del pie, el sistema podría recomendar revisiones médicas más frecuentes, ajustes en la atención clínica para manejar mejor su condición y prevenir complicaciones.

Evolución de la analítica de datos en salud

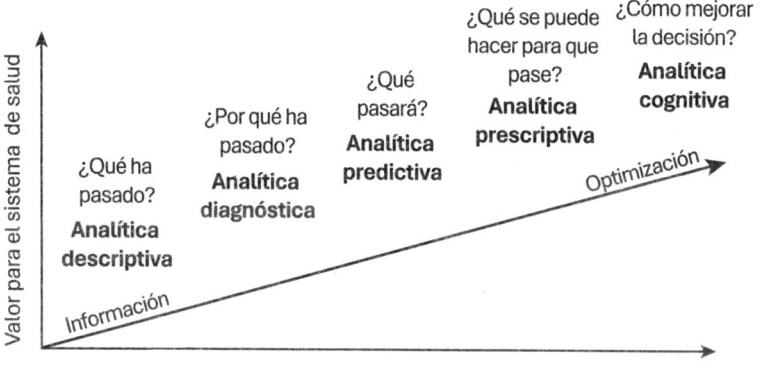

5. **Analítica cognitiva**: esta etapa representa una evolución avanzada de la analítica, integrando el aprendizaje automático y la IA para no solo entender, diagnosticar o predecir, sino también para aprender continuamente de los datos y mejorar las recomendaciones de decisiones a lo largo del tiempo. La analítica cognitiva puede, por ejemplo, adaptarse a cambios en patrones de enfermedades, demografías o nuevas evidencias clínicas, ofreciendo así un sistema dinámico que evoluciona y mejora su precisión y efectividad.

Ejemplo: en el tratamiento del cáncer, un potencial sistema cognitivo podría analizar continuamente datos de múltiples fuentes, incluidos resultados de nuevos estudios clínicos, datos de resultados de pacientes en tiempo real y literatura médica actualizada. Utilizando técnicas de IA, el sistema aprendería de cada caso y ajustaría sus recomendaciones para terapias de cáncer, sugiriendo los tratamientos más efectivos basados en las características genéticas del tumor de un paciente y su respuesta a tratamientos previos.

Estas fases demuestran cómo tomar decisiones sanitarias con ayuda de los datos puede transformar la salud pública y la atención sanitaria al proporcionar comprensiones profundas y orientación precisa.

Cada una de estas fases muestra cómo los datos pueden ser transformados en información y la información en acción, mejorando de manera progresiva gracias a una mejor toma de decisiones clínica basada en el dato. La inclusión de tecnologías avanzadas y enfoques cognitivos podría marcar el comienzo de una era en la que los sistemas de salud no solo reaccionan a las enfermedades, sino que activamente las previenen y gestionan de manera más efectiva, creando un impacto significativo en la salud global.

Hospitales que piensan

La necesidad de contar con datos precisos y sistemas de gestión integrales en hospitales es fundamental para controlar el flujo de pacientes, diagnosticar de manera temprana y gestionar los recursos sanitarios de manera eficiente. Un ejemplo destacado de esta innovación es el proyecto Cortex del Hospital Sant Joan de Déu en Barcelona, un centro de control logístico que integra toda la información generada en el hospital por los pacientes, sus familias y el entorno hospitalario. Su objetivo principal es que los datos recogidos y analizados sean útiles para la atención sanitaria, la toma de decisiones y la creación de modelos predictivos que mejoren la calidad asistencial.

Me imagino Cortex como el cerebro del hospital que ayuda a tomar decisiones clínicas y de gestión para mejorar la atención a los pacientes, optimizar el trabajo de los profesionales sanitarios y aumentar la eficiencia del hospital. Permite que los pacientes y sus familias se comuniquen con el hospital a través del Portal del Paciente; ofrece atención sanitaria y monitorización a distancia con telemedicina; recolecta y analiza información en tiempo real, lanzando alertas para mejorar la calidad de la asistencia; hace seguimiento de hospitalizaciones y cirugías, ayudando a gestionar mejor los recursos según la demanda. Desde su creación en 2019, este sistema de gestión hospitalaria se ha convertido en un pilar estratégico para el funcionamiento del hospital, integrando diferentes tecnologías que apoyan la toma de decisiones diarias. ¿Te imaginas cómo este tipo de transformaciones pueden impactar en la calidad de la atención sanitaria y la eficiencia del hospital en situaciones críticas?

El futuro de los sistemas como Cortex incluye el desarrollo de modelos predictivos que optimicen el funcionamiento del hospital, lo cual se traduce en una mayor eficiencia y una mejor calidad asistencial. Por ejemplo, estos modelos podrán ayudar a gestionar la derivación de pacientes desde atención primaria al hospital de manera más eficiente.

Considero que el manejo integral de datos sanitarios es un claro ejemplo de cómo la transformación digital puede mejorar tanto la experiencia de los pacientes como el trabajo de los profesionales sanitarios.

¿Cómo aportamos valor al sistema sanitario más allá de productos innovadores o tecnologías?

El sector salud se encuentra ante el gran reto de ofrecer servicios a una demanda social y sanitaria cada vez mayor. Esta situación ha exigido al ecosistema sanitario adaptarse de forma constante, pero ahora todo se ha acelerado. La industria biomédica intenta evolucionar a la misma velocidad que el sistema sanitario para prestar el servicio adecuado y aportar valor añadido.

La telemedicina, los tratamientos personalizados, la compra de servicios sanitarios basada en el valor y los resultados... Hay mucha innovación en marcha para mejorar la atención a los pacientes. El ecosistema de salud y, en concreto, la industria, deben analizar cómo converger de la forma más eficaz posible con las nuevas necesidades que se presentan al sistema sanitario. Es necesario apostar por soluciones innovadoras que aporten valor a la relación entre profesionales sanitarios y pacientes. También debemos apostar por plataformas que recojan los resultados que realmente importan a los pacientes: resultados clínicos y de experiencia de paciente; de este modo podremos realmente apostar por la innovación terapéutica de valor basada en datos de vida real.

La verdadera aportación de valor al sistema sanitario va más allá de productos innovadores o tecnologías, radica en la integración de soluciones que fortalezcan la relación entre profesionales sanitarios y pacientes, optimizando la gestión de recursos y basándose en datos reales. La salud digital y la innovación deben verse como una inversión estratégica que cada euro invertido repercute directamente en la mejora de la salud y calidad de vida de los pacientes. Promover un sistema consciente de las necesidades de salud, que impulse la calidad y creatividad de sus profesionales y que se enfoque en atender las necesidades médicas y de salud de los pacientes, es crucial para transformar y mejorar continuamente el ecosistema sanitario.

La reflexión sobre cómo aportamos valor al sistema sanitario debe ir más allá de la implementación de tecnologías innovadoras. Es fundamental considerar cómo estas tecnologías se integran en la gestión y en la relación entre profesionales sanitarios y pacientes. La importancia de la tecnología en la salud no puede subestimarse, pero debemos recordar que la verdadera innovación se encuentra en cómo utilizamos estas herramientas para facilitar la colaboración, mejorar la toma de decisiones y garantizar una atención equitativa y de alta calidad. La evolución hacia una era digital en el ámbito sanitario debe ser inclusiva, asegurando que todos los actores del ecosistema, desde los pacientes hasta los profesionales y las instituciones, puedan beneficiarse de estos avances.

Liderazgo nómada

El liderazgo colaborativo está eclosionando y resulta cada vez más atractivo en el ecosistema de salud. Transformar un sistema sanitario es un reto que requiere del impulso y el talento de profesionales talentosos y preparados para el cambio constante, para la (r)evolución, para la transformación digital. Por eso, el ecosistema de salud debe estar siempre atento al entorno y promover fórmulas que rompan muros y fomenten el conocimiento. A lo largo de la trayectoria profesional aprendemos la importancia del desarrollo y la colaboración con personas que comparten nuestros valores y aspiraciones y que pueden contribuir a mejorar el mundo donde vivimos. Esta perspectiva y experiencia profesional en el ecosistema de salud es cada vez más necesaria. Cuando los retos del sistema sanitario son tan grandes, las soluciones son complejas. La experiencia nos demuestra que es necesaria la colaboración para conseguir hacer frente a retos como la saturación de los servicios sanitarios, la cronicidad, el envejecimiento y las epidemias. Es necesaria la combinación del conocimiento y capacidades de la administración pública, los centros sanitarios o de investigación, las empresas biomédicas, las asociaciones de pacientes y las *startups*. La visión de conjunto, desde las diferentes perspectivas, es necesaria para encontrar vías de colaboración. Por eso, se habla de los nómadas del conocimiento; igual que conocemos a los *digital knowmads* a mí me gusta pensar en una generación de nómadas de la transformación de la salud. Líderes enamorados del propósito de mejorar la salud de las personas, transformar el sistema y generar cambios para conseguir hacer posible lo imposible. El talento que conoce diversas perspectivas y que es capaz de traducir los diferentes «idiomas» que se hablan en el sector salud. Personas que por su bagaje profesional y vital son capaces de entender las necesidades de los pacientes, comprender los retos de los profesionales sanitarios, profundizar en el funcionamiento del sistema de salud, interiorizar los flujos de valor y de negocio de las compañías biomédicas, empatizar con el reto de las *startups* y del emprendimiento en salud. Esta visión holística es escasa y es la que permite comprender los mecanismos y engranajes de la colaboración público-privada.

Sistemas sanitarios y liderazgo colaborativo

Déjame poner un ejemplo de este tipo de «misiones» en colaboración, en las que el ecosistema sanitario colabora, consiguiendo que la suma de los diferentes actores multiplique el valor para los pacientes.

En el país A el sistema sanitario está organizado para financiar la atención a los enfermos. De manera tradicional, sus líderes gestionan de manera reactiva la atención a los pacientes diagnosticados de cáncer. El tiempo que pasa desde que un paciente comienza con síntomas hasta que recibe un diagnóstico no está muy claro. De hecho, para algunos como el Paciente A, la falta de precisión en la identificación de los síntomas supone retrasos de meses o años. La saturación de los profesionales sanitarios, el escaso tiempo de calidad en consulta, la lista de espera para las pruebas de imagen o la falta de algunas pruebas de diagnóstico molecular específicas son algunos de los obstáculos que hacen que el proceso hasta llegar a un tratamiento óptimo sea lento y tedioso. El hospital donde se acaba tratando al Paciente A no tiene la capacidad de ofrecer el tratamiento más actual para curar este tipo de cáncer, aunque este tratamiento sí ha llegado a otros hospitales del país. Pero este fármaco innovador todavía no está disponible en este hospital y los profesionales sanitarios de este centro no están familiarizados aún con el abordaje terapéutico innovador. El sistema paga el coste de este medicamento, pero no conoce con exactitud cuántos pacientes del País A consiguen vivir más tiempo gracias a él. Es difícil estimar con cuánto tiempo de vida y con qué calidad ha impactado esta terapia en el Paciente A. Tampoco se sabe con exactitud cuántos pacientes podrían haber recibido el tratamiento antes, consiguiendo mejores resultados para su salud.

En el país B el sistema sanitario sigue un modelo de liderazgo que prioriza la innovación y la colaboración. Los niveles asistenciales se gestionan con enfoque proactivo e integración efectiva. Aquí, la trayectoria del paciente a través del sistema de salud es acelerada y eficiente, gracias a la implementación de salud digital y herramientas de IA. Por ejemplo, la identificación precoz de pacientes oncológicos se realiza a través de sistemas avanzados de IA, que analizan patrones en los datos clínicos y señalan posibles diagnósticos de cáncer mucho antes que los métodos tradicionales. Este sistema integrado también incluye un modelo de pago por resultados para los medicamentos, asegurando que los fondos se utilicen de la manera más efectiva posible. En el caso de tratamientos oncológicos innovadores, el sistema financia su costo y mide su impacto en la calidad y expectativa de vida de los pacientes, ajustando la inversión basada en estos resultados.

Un ejemplo destacado de la colaboración en el país B es la asociación público-privada. Este enfoque colaborativo ha facilitado la implementación de un sistema de gestión del flujo del paciente que no solo trata enfermedades, sino que también se centra en la promoción y prevención, garantizando el acceso temprano a fármacos innovadores y asegurando que estos estén disponibles equitativamente en todos los hospitales.

En el Hospital B, por ejemplo, todos los tratamientos, incluyendo los más avanzados para el cáncer, están disponibles para los pacientes desde el momento de su aprobación. Los profesionales sanitarios están constantemente actualizados con las últimas terapias y enfoques terapéuticos, asegurando que cada paciente reciba el tratamiento más efectivo y avanzado disponible.

La experiencia del paciente en este sistema sanitario B es radicalmente diferente a la del paciente en el país A. En el país B, desde el primer síntoma, el paciente es rápidamente guiado a través de un proceso de diagnóstico eficiente, con acceso a pruebas de imagen avanzadas y diagnóstico molecular específico. El tratamiento se inicia sin demoras, maximizando las posibilidades de un resultado positivo. Este enfoque integrado y colaborativo no solo mejora los resultados individuales de los pacientes, sino que también eleva la calidad general del sistema de salud, convirtiéndolo en un modelo a seguir en cuanto a eficiencia, equidad y enfoque en el paciente. Los líderes del País B ven la salud digital y la innovación en medicamentos como una inversión.

La importancia del liderazgo colaborativo se puede observar al comparar dos sistemas ficticios anteriores. En el país A, el sistema sanitario opera de manera reactiva y fragmentada, lo que ocasiona demoras significativas en el diagnóstico y tratamiento del cáncer. La falta de integración y actualización de los tratamientos disponibles provoca que los pacientes no reciban el cuidado más adecuado. La falta de datos precisos sobre la efectividad de los tratamientos y la calidad de vida de los pacientes es un obstáculo adicional que impide la optimización del sistema.

En contraste, el país B presenta un modelo de liderazgo, donde la salud digital y las herramientas de IA aceleran y hacen más eficiente el proceso de diagnóstico y tratamiento.

En este país, la integración efectiva del sistema sanitario, el modelo de pago por resultados y la colaboración público-privada aseguran que los tratamientos más avanzados estén disponibles y se utilicen de manera equitativa y efectiva. Los profesionales están constantemente actualizados, y el enfoque en la promoción y prevención mejora no solo los resultados individuales de los pacientes, sino también la calidad general del sistema.

El liderazgo colaborativo es cada vez más esencial en el ecosistema de salud, donde la transformación del sistema sanitario demanda un enfoque multidimensional y cooperativo. Este tipo de liderazgo, que promueve la sinergia entre diversos actores del sector, es fundamental para afrontar los desafíos contemporáneos del sistema de salud. La saturación de los servicios sanitarios, el envejecimiento de la población, la cronicidad y las epidemias son problemas complejos que requieren soluciones igualmente complejas y multifacéticas. La experiencia demuestra que la colaboración es clave para abordar estos desafíos. El conocimiento y las capacidades de la administración pública, los centros sanitarios y de investigación, las empresas biomédicas, las asociaciones de pacientes y las *startups* deben integrarse para lograr soluciones efectivas. Este enfoque holístico permite una comprensión más profunda de los mecanismos de colaboración público-privada y de las necesidades de los pacientes y profesionales de la salud.

Cada euro invertido en salud repercute directamente en la mejora de la calidad de vida de los pacientes y en la eficiencia del sistema sanitario. **Promovamos liderazgos conscientes de las necesidades de salud y que impulsen la calidad y creatividad de sus profesionales. Liderazgos enfocados en la colaboración, la innovación y la inversión en salud.**

9.
Startups en salud: emprendimiento, riesgo y cambio cultural

Este es un tema apasionante y de vital importancia: el sector de emprendimiento y *startups*, empresas emergentes que buscan desarrollar un modelo de negocio escalable y repetible, generalmente con una fuerte base tecnológica y un enfoque en la innovación, en salud. En los últimos años, este campo ha experimentado un crecimiento exponencial y se ha convertido en un motor clave para la transformación del sistema sanitario. Vamos a adentrarnos en este fascinante mundo y explorar cómo estas empresas emergentes están transformando el sistema sanitario de la mano de profesionales sanitarios, pacientes y compañías biomédicas. Y, lo más importante, cómo están mejorando la salud de millones de personas.

El fenómeno *startup* en salud

El número de *startups* en salud ha crecido exponencialmente en los últimos años, desempeñando un papel clave en la transformación del sector sanitario mediante la introducción de innovaciones tecnológicas y nuevos modelos de atención. Estas empresas emergentes están revolucionando áreas como la telemedicina, ofreciendo plataformas para consultas remotas; el desarrollo de dispositivos médicos innovadores para diagnóstico y tratamiento; la salud digital, con aplicaciones y *software* para la gestión de enfermedades; la biotecnología, creando nuevos tratamientos y terapias; y el análisis de datos, utilizando *big data*, IA y aprendizaje automático para mejorar la precisión diagnóstica y personalizar los tratamientos. Me admiran profundamente las *startups* de salud por el talento y la pasión que impulsan sus proyectos. Su capacidad para pivotar soluciones, adaptándose rápidamente a los desafíos y oportunidades del sector, es verdaderamente inspiradora. Estas empresas emergentes se enfocan en resolver problemas concretos con gran agilidad. Además, suelen enfocarse en resolver retos concretos, por ejemplo, mejorar el diagnóstico de una enfermedad concreta o eliminar los teclados de las consultas médicas. Con foco en responder al reto, las *startups* experimentan y desarrollan posibles soluciones que van evolucionando y pivotando hasta generar el impacto deseado. Este enfoque les permite transformar ideas en realidades que mejoran vidas. No sería la primera vez que veo a una *startup* que nació con una función presentando su solución para cubrir una función nueva tras haber evolucionado su propuesta.

Las *startups* en salud ofrecen varias ventajas significativas al sistema sanitario, destacándose por su capacidad

de innovación y agilidad, desarrollando y probando nuevas ideas rápidamente y adaptándose a las necesidades del mercado con mayor flexibilidad que las grandes organizaciones. Además, muchas de ellas se centran en nichos específicos, creando soluciones altamente especializadas y personalizadas.

Al aprovechar tecnologías como la IA, el análisis de datos y la biotecnología, las *startups* están creando soluciones que no solo mejoran la atención al paciente, sino que también optimizan los procesos internos de los sistemas de salud. Estas empresas suelen colaborar estrechamente con universidades, hospitales y otros actores del ecosistema sanitario, fomentando un ambiente de creación e innovación abierta. Sin embargo, se enfrentan a importantes desafíos, como la necesidad de asegurar financiación para sobrevivir y escalar debido a sus recursos limitados, lidiar con las estrictas regulaciones del sector salud que dificultan su entrada y expansión, y sortear la lenta adopción de nuevas tecnologías en un sistema sanitario que requiere cambios en los procesos y la aceptación de los profesionales de la salud.

Historias de talento emprendedor

Tengo la suerte de poder trabajar muy cerca de emprendedores que han construido proyectos de gran valor, y que me han acompañado en reflexiones sobre el presente y futuro del sistema sanitario. Algunas *startups* que conocí en su momento fundacional hace muchos años siguen aportando valor, incluso creciendo. Otras han desaparecido, pero han aportado reflexiones o talento por el camino. Emprender es un viaje, en el que me gustaría que nos sumergiésemos, entendiendo un poco mejor las claves del sector del emprendimiento en innovación sanitaria.

Las *startups* en salud suelen surgir de la visión y pasión de sus fundadores, profundamente motivados por la idea de transformar la atención sanitaria y mejorar la calidad de vida de los pacientes. Estos fundadores a menudo provienen de dos mundos complementarios: las ciencias de la salud y el ámbito tecnológico. Muchos son profesionales de la salud: médicos, enfermeras, investigadores biomédicos y otros expertos clínicos que han identificado problemas específicos en sus campos de trabajo. Estos profesionales, al estar en la primera línea de atención, tienen una comprensión profunda de los desafíos a los que se enfrentan los sistemas de salud y los pacientes. Su experiencia les permite ver oportunidades para la innovación que pueden no ser evidentes para los *outsiders*. Están impulsados por el deseo de encontrar soluciones prácticas y eficaces para mejorar los resultados de salud y la eficiencia operativa.

Otros provienen del mundo tecnológico, como ingenieros, desarrolladores de *software*, expertos en IA y científicos de datos; estos son algunos de los perfiles que están llevando la digitalización al sector salud. Estos profesionales tienen la capacidad de aplicar tecnologías avanzadas para resolver problemas complejos, desde la telemedicina hasta el análisis de grandes volúmenes de datos de salud. Su conocimiento técnico y su experiencia en innovación tecnológica les permiten crear soluciones innovadoras, escalables y eficientes.

Las *startups* más exitosas a menudo surgen de la colaboración entre estos dos tipos de emprendedores. Cuando los conocimientos clínicos se combinan con la capacidad tecnológica, el resultado es una sinergia poderosa que puede llevar a la creación de soluciones realmente transformadoras. Por ejemplo, un equipo compuesto por un médico y un ingeniero puede desarrollar una aplicación de telemedicina que no solo es funcionalmente robusta, sino también intuitiva y clínicamente relevante.

Los fundadores de *startups* en salud están motivados por una variedad de factores. Algunos buscan resolver problemas que han experimentado de primera mano en su práctica clínica o en su interacción con el sistema de salud. Otros, por la visión de cómo la tecnología puede revolucionar la atención sanitaria, haciendo que los servicios sean más accesibles y personalizados. Independientemente de sus antecedentes, todos comparten el deseo de tener un impacto positivo en la salud de las personas.

Sin embargo, estos emprendedores también se enfrentan a numerosos desafíos: deben navegar en un entorno regulatorio complejo, asegurar financiación suficiente y convencer a los profesionales de la salud y a los pacientes de adoptar sus soluciones. Para superar estos obstáculos es crucial que las *startups* tengan un fuerte apoyo en términos de asesoramiento y recursos, tanto desde el sector público como privado.

> **Cada *startup* en salud es un acto de valentía
> que reta el *statu quo* y apuesta por un futuro
> más saludable.**

Healthpreneurs: agentes del cambio

Las *startups* tienen el potencial de transformar el sector salud mediante la innovación y la agilidad, pero para alcanzar este impacto es fundamental que trabajen de la mano con profesionales sanitarios experimentados y cuenten con líderes capacitados en la gestión del conocimiento y empresarial, conocidos como *healthpreneurs*, que son los verdaderos agentes del cambio en la asistencia sanitaria. Son profesionales de la salud que se han convertido en emprendedores, impulsando la innovación desde su conocimiento profundo del sistema sanitario y las necesidades de los pacientes. A través de su visión, catalizan el futuro de las *startups*, liderando la transformación del sector y creando un puente entre el conocimiento clínico y las soluciones tecnológicas que están revolucionando la atención médica.

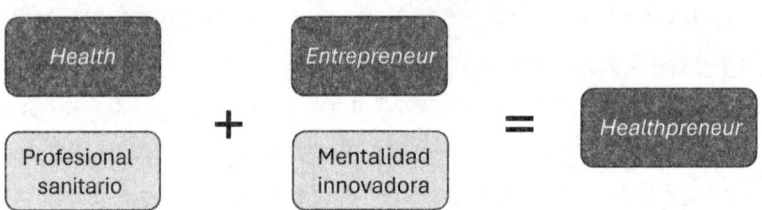

Los *healthpreneurs* no tienen que estar necesariamente en una *startup*. Son aquellos profesionales de la salud que impulsan la innovación y el cambio, aportando una visión fresca, cercana a los pacientes y con una gran capacidad de adaptación a las necesidades del sistema sanitario.

Este movimiento de transformación en el sector salud no es casual, sino que ha florecido en polos científicos y sanitarios clave en todo el mundo. Ciudades como Boston, San Francisco, Tokio y Singapur destacan por sus ecosistemas avanzados de biotecnología y salud digital, atrayendo grandes inversiones y fomentando la innovación en *startups* de salud. En Europa, Barcelona, Madrid, Berlín, París y Londres lideran en biotecnología y salud digital. Estos polos se han convertido en caldos de cultivo donde la colaboración entre *startups*, investigadores, hospitales e inversores es fundamental para impulsar la creación de soluciones innovadoras.

Las *startups* están empoderando a los pacientes, permitiéndoles tener un mayor control sobre su salud mediante tecnologías avanzadas como la IA y el análisis de datos. Estas herramientas no solo mejoran la atención personalizada, sino que también están revolucionando el seguimiento de enfermedades crónicas, facilitando la intervención temprana y evitando complicaciones. Este cambio de paradigma está transformando el sistema sanitario en su conjunto, creando con el ecosistema emprendedor nuevos modelos de asistencia y prevención más integrados y sostenibles, marcando el camino hacia un futuro en el que la innovación tecnológica juega un papel central en la mejora de la atención sanitaria.

¿Qué significa éxito en el ecosistema emprendedor?

A menudo me preguntan: «¿Qué significa realmente tener éxito en el emprendimiento en salud?». La respuesta no es sencilla, ya que el éxito puede medirse de diferentes maneras según los objetivos y la perspectiva de cada *startup*. En términos generales, se considera que una *startup* ha tenido éxito si logra desarrollar y escalar su negocio, atraer inversiones significativas, generar ingresos sostenibles y, lo más importante, tener un impacto positivo en la salud de los pacientes y en el mercado.

Para las *startups* de salud, el éxito se refleja en varios aspectos clave: el desarrollo de tecnología innovadora que resuelve problemas críticos en la atención médica, la mejora tangible de los resultados de salud y la calidad de vida de los pacientes, la capacidad de escalar y expandirse a nuevos mercados, la sostenibilidad financiera a largo plazo y las colaboraciones estratégicas con hospitales, universidades y grandes empresas del sector.

Sin embargo, el camino hacia este éxito no está exento de desafíos. Uno de los mayores obstáculos es encontrar un modelo de negocio viable, ya que no siempre está claro quién debería pagar por los servicios que ofrecen. En muchos casos, los pacientes están acostumbrados a sistemas financiados públicamente y no están dispuestos a pagar por servicios adicionales.

Para superar estos obstáculos, algunas *startups* recurren a programas de innovación abierta, donde colaboran con grandes organizaciones públicas o privadas. Estas colaboraciones les permiten acceder a recursos, mentoría y redes que de otro modo serían inaccesibles, mientras validan sus productos y ganan credibilidad en el mercado. Gracias a estas asociaciones, las *startups* no solo logran escalar más rápido, sino que también obtienen el apoyo necesario para llevar sus innovaciones a un impacto más amplio.

Es cierto que muchas *startups* en salud desaparecen debido a la dificultad de encontrar un modelo de negocio viable, la falta de financiación adecuada y los retos regulatorios. Aunque la tasa de fracaso es alta, este ciclo de vida es parte fundamental del ecosistema de innovación. Las *startups* son la punta de lanza en la creación de nuevas tecnologías y soluciones que las grandes corporaciones o instituciones públicas a menudo no están dispuestas a asumir, jugando un rol esencial en la transformación del sector salud.

Aunque no todas sobreviven a largo plazo, el talento y las habilidades que generan no se pierden. Los empleados de estas *startups* adquieren experiencia valiosa, que luego aportan al sector salud, contribuyendo al desarrollo de otras iniciativas innovadoras.

El impacto del ecosistema emprendedor en la innovación, el talento y la estructura del ecosistema de salud es innegable y, a medida que estos ecosistemas continúan creciendo, las *startups* seguirán transformando la atención sanitaria, mejorando vidas y construyendo un sistema de salud más eficiente y equitativo.

Si bien las *startups* en salud han demostrado ser una fuente inagotable de innovación, su éxito y adopción en el sistema sanitario no están exentos de desafíos. Innovar en salud también implica asumir riesgos calculados, y para que estas innovaciones se integren de manera efectiva en el sistema es necesario equilibrar la seguridad del paciente con la posibilidad de mejorar los resultados.

10.
Tomar riesgos
en innovación, no en salud

El concepto de riesgo en seguridad del paciente se refiere a la probabilidad de que ocurra un evento adverso y sus posibles consecuencias. En el ámbito de la salud nos esforzamos por evitar estos riesgos. Un ejemplo claro es el uso de listas de verificación quirúrgicas que se han implementado ampliamente para reducir los errores durante las operaciones. Estas listas aseguran que se cumplan pasos críticos antes, durante y después de una cirugía, lo que reduce significativamente las tasas de complicaciones y mortalidad.

Otro ejemplo es la seguridad en los ensayos clínicos, en estos la seguridad del paciente es tan importante como comprobar que un tratamiento funciona. En los ensayos clínicos los científicos aseguran que los medicamentos no solo sean efectivos, sino también muy seguros. Si un medicamento no es seguro, no puede ser aprobado ni utilizado. Por eso, las pruebas de seguridad que se realizan en cada fase del proceso de investigación pueden retrasar mucho la aprobación de nuevos medicamentos. Innovar en estos procesos podría hacer que los tratamientos seguros estén disponibles más rápido sin comprometer la seguridad. Aunque ¿es fácil experimentar y probar cosas nuevas en entornos donde la seguridad es tan importante?

En un sistema sanitario que prioriza la calidad y la prevención, asumir riesgos puede parecer contradictorio, dado que estos sistemas están diseñados para minimizar los riesgos a través de procedimientos estandarizados y protocolos de seguridad. Sin embargo, asumir riesgos controlados puede ser esencial para la innovación y la mejora continua de los sistemas sanitarios. Es crucial equilibrar la innovación con la seguridad del paciente, un desafío constante para los profesionales y los gestores de la salud.

Asumir riesgos para avanzar hacia el futuro del sistema de salud.

Innovar en salud a menudo implica asumir riesgos calculados. La implementación de nuevas tecnologías o procedimientos quirúrgicos puede traer riesgos iniciales desconocidos, pero también significativas mejoras para los pacientes. El desafío reside en identificar cuándo el potencial beneficio justifica el riesgo asumido, siempre basándose en evidencia sólida y un análisis cuidadoso. Por ejemplo, la introducción de *software* de IA para diagnosticar enfermedades a partir de imágenes médicas representa un cambio de paradigma que puede mejorar la precisión y la velocidad de los diagnósticos, aunque inicialmente presente desafíos.

Aprender de la experiencia en innovación de otros profesionales, sistemas sanitarios y regiones es crucial, ya que permite adoptar prácticas efectivas de otros contextos y adaptarlas a las propias necesidades. Esto ahorra recursos al evitar la repetición de errores y acelera el proceso de mejora mediante la implementación de proyectos innovadores que ya han demostrado su eficacia.

Innovar en un sistema sanitario que prioriza la fiabilidad y donde el margen para el error es mínimo presenta desafíos únicos, especialmente porque cualquier fallo puede tener consecuencias graves en la vida y el bienestar de las personas. No obstante, la innovación es esencial para la evolución y mejora continua de la atención sanitaria. Es necesario encontrar un equilibrio que permita la innovación sin comprometer la seguridad clínica.

Cultura del riesgo

En un entorno donde fallar es visto como inaceptable, es fundamental transformar la cultura del riesgo. Esto implica desarrollar un ambiente en el que los riesgos se gestionen de manera proactiva y la innovación sea vista como una oportunidad para mejorar, no solo como una fuente de potenciales errores. La clave está en cómo las organizaciones aprenden de cada error y éxito para fortalecer su sistema.

> **La verdadera innovación en salud se arriesga por un cambio positivo, pero nunca arriesga la vida de las personas.**

Estrategias para gestionar riesgos y aprender de ellos

Innovar en estrategias o proyectos implica asumir riesgos en un nivel controlado que no debería comprometer la seguridad clínica. Para lograr esto, las instituciones sanitarias pueden implementar pilotos o pruebas de concepto en entornos controlados, donde los impactos de los errores puedan contenerse y estudiarse sin poner en peligro a los pacientes. Este enfoque permite a los equipos sanitarios explorar nuevas ideas y tecnologías, aprendiendo de los resultados sin afectar la calidad del cuidado.

El concepto de «aprender a fallar bien» es crucial en este contexto. Significa reconocer rápidamente los errores, analizarlos en profundidad y ajustar las estrategias para evitarlos en el futuro. Esto implica establecer mecanismos de retroalimentación continua y reflexión crítica en cada proyecto o política nueva.

Metodologías innovadoras para asegurar el éxito

Una metodología de innovación efectiva ayuda a mejorar las garantías de éxito. Implementar procesos sistemáticos como el pensamiento de diseño o la innovación basada en evidencia permite estructurar el enfoque hacia la innovación. Estos métodos fomentan la creatividad y la iteración rápida, pero dentro de un marco que prioriza la seguridad y la eficacia. Por ejemplo, la metodología «Lean Startup», adaptada al contexto sanitario, enfatiza el ciclo de construir, medir y aprender, donde las mejoras se escalan solo después de validar su eficacia y seguridad.

Transformar y evolucionar la cultura del riesgo dentro de los sistemas sanitarios no es solo deseable, sino necesario. Al integrar una metodología sólida de innovación que permita aprender efectivamente de los errores y aciertos, los sistemas de salud pueden innovar de manera segura y sostenible. Este enfoque no solo mejora la eficiencia y efectividad de las organizaciones, sino que también asegura que los cuidados que reciben los pacientes continúen evolucionando, manteniendo la seguridad como la máxima prioridad.

La transformación cultural que implica la transformación de la salud

Como hemos visto, la innovación en el sistema sanitario demanda avances tecnológicos y estructurales, así como una profunda transformación cultural dentro de las organizaciones que forman parte de este sistema. Esta transformación es esencial para garantizar que los cambios tecnológicos y procesuales sean efectivos y sostenibles.

La adopción de nuevas tecnologías en el sistema sanitario es un proceso complejo que implica cambios tanto técnicos como culturales, un proceso cultural, emocional y cognitivo. Para que podamos navegar por el cambio cultural necesario con éxito, es esencial que comprendamos y gestionemos las etapas emocionales y cognitivas por las que pasan las organizaciones de salud:

1. **Ansiedad**: la introducción de nuevas tecnologías a menudo provoca ansiedad entre los profesionales sanitarios, debido a la incertidumbre y el temor ante lo desconocido. Esta ansiedad puede estar relacionada con el miedo a no poder adaptarse a las nuevas tecnologías o a que estas puedan complicar los procesos existentes en lugar de simplificarlos.

2. **Resistencia**: la resistencia es una respuesta natural al cambio, especialmente en un entorno tan crítico como el sanitario. Esta fase se caracteriza por el escepticismo o la negativa a adoptar las nuevas tecnologías, a menudo debido a la poca adecuación de las nuevas herramientas o procesos a las necesidades reales del profesional. Otras veces debido a la falta de información adecuada sobre los beneficios y el funcionamiento de la nueva tecnología.

3. **Consciencia**: superar la resistencia requiere que elevemos la consciencia sobre las ventajas y la necesidad de las nuevas tecnologías. En esta etapa es crucial proporcionar información detallada y accesible, y conseguir que estas tecnologías faciliten de verdad el trabajo y mejoren los resultados de salud para los pacientes.

4. **Alineación**: una vez que los profesionales somos conscientes de los beneficios de la tecnología, el siguiente paso es alinear esta nueva herramienta con los objetivos y procedimientos de la organización. Esto implica integrar la tecnología en los flujos de trabajo diarios de manera que complemente y enriquezca las prácticas existentes, asegurando que todos los miembros del equipo estén comprometidos y cómodos con su uso.

5. **Acción**: es la última etapa, donde se implementa efectivamente la tecnología en la práctica diaria. Este paso requiere entrenamiento práctico, soporte continuo y ajustes basados en el *feedback* del personal para garantizar que la integración de la nueva tecnología sea exitosa y que realmente mejore la eficiencia y la calidad del cuidado.

En cada una de estas etapas, las organizaciones deben abordar proactivamente las necesidades de diseño y usabilidad, así como las barreras de conocimiento y las percepciones de riesgo que pueden obstaculizar la adopción. Esto incluye proporcionar educación continua, desmitificar la tecnología y demostrar con ejemplos concretos cómo las nuevas herramientas reducen los riesgos en lugar de aumentarlos.

En resumen, la adopción de nuevas tecnologías en el sistema sanitario es mucho más que un simple cambio técnico; es una transformación cultural que requiere liderazgo y planificación estratégica.

La inercia de la medicina actual vs. el propósito de mejorar la salud

La inercia en el sistema sanitario —la tendencia a adherirse a prácticas y procesos establecidos a pesar de las evidencias de métodos más efectivos— es uno de los mayores obstáculos para la innovación. Esta resistencia al cambio a menudo proviene de una combinación de confort en la familiaridad, miedo al fracaso y la percepción de que los nuevos métodos pueden ser más arriesgados o costosos.

Sin embargo, el propósito fundamental de cualquier sistema sanitario es mejorar la salud de la población. Este objetivo debe ser el motor que impulse la transformación cultural, superando la inercia mediante un enfoque en resultados a largo plazo, seguridad del paciente y calidad del cuidado. La adopción de innovaciones debe estar alineada con este propósito, asegurando que cada nuevo proceso o tecnología contribuya efectivamente a un sistema más eficiente y efectivo.

La transformación cultural en el sistema sanitario es tanto un desafío como una necesidad. **Cuando entendemos la** innovación como un viaje continuo, de destreza ambidiestra y no como un destino final, conseguimos que los sistemas sanitarios se mantengan enfocados en dar asistencia mientras evolucionan para afrontar los desafíos del presente y del futuro. Apostar por el talento curioso, disruptivo y con visión de futuro permite a las organizaciones de salud transformarse de manera efectiva.

11.
Talento en salud

A veces describo el sistema de salud como la corriente de un río, que fluye entre dos orillas y es necesario que el talento sea el puente entre ambas. Una orilla es la del sistema sanitario, la investigación académica, la salud pública, los profesionales sanitarios y la administración pública. La otra, para mí, representa a la industria, las empresas biomédicas y biotecnológicas, el emprendimiento, las *startups*, la investigación y el desarrollo industriales. Yo he desempeñado la mayoría de mi trayectoria profesional en la orilla de lo público, trabajando en hospitales públicos, en la OMS y en la Administración Pública. Sin embargo, en contra de lo convencional, me uní al reto de transformar la industria biomédica; lo hice desde el profundo convencimiento y propósito de transformar el sistema sanitario con una mirada más transversal. Una mirada que integrase a todos los actores que participan en la cadena de valor de la salud.

La experiencia profesional como epidemiólogo y como especialista en Medicina Preventiva y Salud Pública en diferentes centros sanitarios u organizaciones internacionales me ayudó a entender que necesitamos profundizar en la complejidad de los grandes retos de salud. El conocimiento nos ayuda a entender en profundidad la necesidad de las diferentes instituciones públicas y privadas. La experiencia nos ayuda a establecer puentes de colaboración. La capacidad de los científicos, los gestores y los profesionales sanitarios de unir puntos es una clave imprescindible para solucionar los retos sanitarios del presente y del futuro. Hace casi dos décadas emprendí el camino como profesional sanitario para profundizar en el conocimiento y contribuir a mejorar la salud de las personas. Decidí que para formar parte de la solución sería siempre fiel a mi propósito. Este camino me ha llevado a participar en grandes proyectos y a conocer grandes personas a lo largo de los años. También me ha permitido formar equipos e impactar en la salud de poblaciones en diferentes contextos y regiones.

He aprendido y trabajado de la mano de profesionales sanitarios interesados por la transformación digital del sistema sanitario como herramienta para mejorar la gestión del mismo y palanca para facilitar el acceso de los pacientes a la innovación biomédica; expertos en nuevas tecnologías enfocados al desarrollo de soluciones innovadoras que puedan contribuir a prolongar y mejorar la vida de las personas; profesionales creativos que sean capaces de imaginar nuevos mecanismos, nuevos procedimientos y nuevas fórmulas organizativas y ejecutivas. He vivido cómo los profesionales que quieren cambiar las cosas abundan en el ecosistema de salud. He visto cómo combinar los diferentes perfiles y experiencias crea equipos capaces de hacer posible lo imposible. Equipos que tienen mucho que aportar a la evolución del sistema sanitario, tanto desde hospitales, centros de salud o agencias públicas como en instituciones privadas y empresas biomédicas, como en la que trabajo y que aspira a participar en la transformación de nuestra sanidad.

Desarrollar competencias fuera de la zona de confort

Explorar nuevas fronteras y desarrollar competencias fuera de la zona de confort puede ser una experiencia transformadora y enriquecedora. En la industria biomédica esto me está resultando especialmente cierto. Desde mi rol de líder de equipos de innovación he tenido la oportunidad de aprender y aplicar conocimientos en un sector en constante evolución. Esta transición del sistema sanitario público a la industria biomédica no solo ha ampliado mi perspectiva, sino que también ha permitido construir puentes sólidos de colaboración entre ambos sectores, esenciales para afrontar los desafíos actuales del sistema sanitario. Antes de comenzar esta aventura hubo varias preguntas que me ayudaron a tomar la decisión: ¿existen competencias profesionales valiosas en las personas que transitan del sector sanitario público a la industria biomédica, o a la inversa?, ¿de qué manera puede el talento con experiencia en el sector público y privado contribuir a la transformación de la salud?, ¿se puede desde la ciencia y la innovación impactar el sistema sanitario?, ¿qué proyectos son prioritarios para liderar el cambio?

Mi reto profesional actual me impulsa a conectar múltiples puntos: unir la ciencia y la innovación con las necesidades del sistema sanitario, mientras lideramos proyectos y equipos de alto nivel. Está siendo una aventura enriquecedora, llena de aprendizajes y oportunidades para aplicar el conocimiento adquirido. Si tuviera que sopesar entre aprender cosas nuevas o aplicar lo que ya sé, me inclino por seguir aprendiendo. El sector industrial y biomédico me está enseñando muchos conocimientos que me hubiese gustado saber cuando estaba en la dirección de hospitales. Es cierto que ahora valoro todo lo que he aprendido en la «otra orilla» del sistema de salud. Mi decisión de unirme a la industria biomédica se basó en el deseo de construir puentes entre estos dos mundos. Gracias al conocimiento de ambas realidades, podemos establecer sólidas conexiones de colaboración público-privada.

En mi trayectoria en el sistema sanitario público tuve la fortuna de coincidir con grandes profesionales cuyo compromiso y dedicación eran inspiradores. Estos colegas, con una vasta experiencia, me impresionaron con su capacidad para afrontar retos complejos y su pasión por mejorar la atención a los pacientes. Por ejemplo, la gestión por procesos y la inversión basada en retorno y coste-efectividad se abordaban con una precisión y un enfoque en la eficiencia minucioso. Algo que siempre llamó mi atención fue cómo aquellos profesionales que habían tenido experiencias en empresas privadas aportaban un valor añadido y una perspectiva diferente a la gestión sanitaria e introducían conceptos y prácticas que no eran tan comunes en el entorno público. En la empresa privada, estas metodologías están profundamente arraigadas y su aplicación sistemática puede traer mejoras significativas en la calidad y eficiencia de los servicios de salud.

Otro de los «puentes» es la gestión del talento. En las empresas a menudo se orienta hacia el desarrollo continuo y la retención del talento, utilizando estrategias que podrían ser extremadamente beneficiosas si se adaptaran al sector público. La idea de fomentar una competitividad industrial y transferirla al ámbito sanitario puede parecer desafiante, pero aquellos que han vivido estas experiencias en ambos lados del sistema sanitario traen consigo prácticas innovadoras que pueden impulsar la transformación de manera exponencial.

Un aspecto particularmente valioso es la transferencia de la innovación. En el sector privado, la innovación se promueve, se estructura y se integra de manera estratégica en todos los procesos.

> Asumir que tanto la mejora incremental como la innovación disruptiva son esenciales para la operativa de cualquier organización podría revolucionar la forma en que abordamos los retos del sistema de salud.

Al observar estos conceptos desde dentro, me doy cuenta de que aportan una riqueza inmensa a mi visión del sistema sanitario. La integración de prácticas de gestión de ambos lados, la inversión estratégica en recursos, el desarrollo del talento y la adopción de una mentalidad competitiva pueden contribuir a crear un sistema sanitario más robusto y resiliente.

La experiencia en la orilla de la industria está siendo muy enriquecedora. No solo debe transformarse el sistema de salud, también debe hacerlo la industria farmacéutica, que desde la nueva perspectiva de socio del sistema sanitario tiene mucho que aportar. Las compañías farmacéuticas se están transformando, a diferentes velocidades, para convertirse en socios de los sistemas de salud. Actualmente, las compañías e instituciones líderes en salud apuestan por convertirse en referentes en el proceso de innovación en salud, por tener un papel en la transformación y mejora de los sistemas sanitarios y contribuir a la digitalización de la salud. Solo las compañías biomédicas líderes consiguen avanzar hacia una colaboración real con el sistema sanitario. Estas experiencias y aprendizajes me han hecho apreciar aún más la importancia de construir puentes entre los sectores público y privado. La colaboración y el intercambio de conocimientos son necesarios para avanzar. **Trasladar las prácticas de gestión y las estrategias de innovación de una orilla a otra nos ayuda a transformar el sistema sanitario**. Estoy entusiasmado por seguir explorando estas oportunidades y aplicándolas en beneficio de nuestra sociedad.

El momento de transformación que está viviendo la salud requiere grandes proyectos y visión estratégica. También se necesitan resultados y proyectos de impacto que nos ayuden a priorizar lo que realmente importa. Estoy seguro de que para construir puentes es necesario talento y experiencia de ambas orillas. Hace tiempo escuché que las personas que saben de dos ámbitos diferentes, que cultivan el conocimiento de dos áreas distintas, suelen tener trabajos interesantes. No puedo estar más de acuerdo. Trabajando en equipo, tendemos lazos y conectamos talento del ecosistema de salud, conectamos las orillas. Construyendo equipos con visiones complementarias, estamos más cerca de dar solución a los retos del sector salud.

Cuidar el talento

El reto actual de la salud también pasa por el desafío de cuidar el talento sanitario. La escasez de profesionales sanitarios, el fenómeno del *burnout* y el envejecimiento de la profesión médica son desafíos críticos a los que se enfrenta el sistema de salud actual. Estos problemas, aunque distintos, están interconectados y requieren de una respuesta holística que abarque tanto el bienestar del personal sanitario como la sostenibilidad del sistema de salud en su conjunto.

Primero, la escasez de profesionales sanitarios es una crisis que se extiende en todo el mundo. Según datos de la OCDE, el número de médicos per cápita ha aumentado en las últimas dos décadas, pero sigue siendo insuficiente para cubrir la demanda creciente de servicios de salud, especialmente en áreas rurales y desfavorecidas. Esto no solo se refiere a la cantidad de médicos y enfermeras, sino también a una gama más amplia de especialistas, incluyendo técnicos, terapeutas y personal administrativo. Las causas son diversas: desde las limitaciones en la formación y educación médica hasta los desafíos en la retención y distribución de los trabajadores de la salud. Debemos hacer una apuesta por integrar la innovación y las nuevas tecnologías en los itinerarios formativos de los profesionales de la salud.

En segundo lugar, el *burnout* entre los profesionales sanitarios es un tema cada vez más preocupante. Según la OCDE, el «síndrome de estar quemado laboralmente» afecta a más del 40 % de los médicos y enfermeras en varios países. El agotamiento emocional y el estrés crónico afectan negativamente a la salud y el bienestar del personal, y comprometen la calidad de la atención al paciente. Aunque existen esfuerzos significativos para mejorar las condiciones laborales, los datos indican que todavía hay importantes desafíos por abordar.

El sistema de salud afronta un desafío crítico: los profesionales sanitarios están dedicando una parte significativa de su tiempo a tareas administrativas en lugar de atender directamente a los pacientes. Un estudio publicado en *Annals of Internal Medicine* revela datos de la sobrecarga burocrática de los profesionales de la salud, en este caso en Estados Unidos. El informe revela que por cada hora que los médicos pasan con sus pacientes dedican otras dos a la documentación. En total, solo el 27 % del tiempo de los médicos se dedica a la atención directa de los pacientes, mientras que el 49 % se consume en la documentación. Este aumento en la carga administrativa tiene un impacto negativo en la atención al paciente y en el bienestar de los médicos. Además, la falta de sistemas de documentación eficientes, diseñados sin la participación de médicos, y la sobrecarga de tareas administrativas complican aún más esta situación. Para abordar este reto es esencial promover un entorno de trabajo que priorice el bienestar mental y físico. Esto puede incluir desde apoyo psicológico continuo hasta el uso de tecnologías como la IA y la automatización para reducir la carga administrativa y operativa.

Finalmente, el envejecimiento de la profesión médica plantea su propio conjunto de desafíos. A medida que la población de médicos y enfermeras envejece, el sistema de salud se enfrenta a la imperiosa necesidad de reemplazar a estos profesionales experimentados. Según la OMS, para 2030 se espera una escasez mundial de 18 millones de trabajadores de la salud, incluyendo médicos y enfermeras. En Europa, se calcula que cerca del 40 % de los médicos tendrán más de 55 años en los próximos años, exacerbando aún más el problema de la escasez de personal.

Para abordar esta crisis es fundamental asegurar una transición fluida del conocimiento y la experiencia de los profesionales salientes, así como adaptar los entornos de trabajo para ser más inclusivos y accesibles para los trabajadores de mayor edad. Simultáneamente, es crucial fomentar el desarrollo de la próxima generación de profesionales de la salud mediante la inversión en programas educativos y de formación continua, así como hacer la profesión más atractiva para los jóvenes.

Además, la digitalización y la adopción de nuevas tecnologías pueden desempeñar un papel crucial en la mitigación de los desafíos asociados con la escasez de personal. La IA y otras tecnologías avanzadas no solo tienen el potencial de ahorrar tiempo y esfuerzo en la formación, sino que también pueden transformar el futuro de la educación médica. Las plataformas de aprendizaje basadas en la IA pueden personalizar la experiencia educativa, adaptándose a las necesidades específicas de cada estudiante y acelerando el proceso de aprendizaje. Simuladores avanzados y realidad virtual permiten a los estudiantes practicar procedimientos médicos en un entorno seguro y controlado, mejorando su competencia y confianza sin la necesidad de pacientes reales.

El impacto de la IA no se limita a la educación. En la práctica clínica, la IA puede analizar grandes cantidades de datos médicos para identificar patrones y llevar a cabo diagnósticos más precisos, ayudando a los médicos a llegar a más pacientes de manera eficiente. Los sistemas de apoyo a la decisión clínica basados en IA pueden proporcionar recomendaciones basadas en la evidencia más reciente, mejorando así la calidad de la atención y reduciendo errores médicos. La telemedicina, potenciada por la IA, puede facilitar el acceso a la atención médica en áreas rurales y remotas, permitiendo que los médicos mayores continúen contribuyendo al sistema de salud de manera efectiva y menos extenuante.

La IA y otras tecnologías avanzadas jugarán un papel crucial en esta transformación, asegurando la sostenibilidad y eficacia de los sistemas de salud a nivel global y europeo en las próximas décadas. Sin embargo, el futuro del sistema sanitario depende no solo de las innovaciones tecnológicas y digitales, sino también de cómo cuidamos a aquellos que están en el corazón de la prestación de servicios de salud. Al centrarnos en el bienestar y el desarrollo del talento sanitario, creamos un sistema más resiliente y preparado para afrontar los desafíos del futuro. Esto requiere una inversión continua en las personas, así como en la tecnología, subrayando la importancia de un liderazgo tecnológico y humanista.

El género en salud

¿Sabías que la brecha de género en salud afecta tanto a hombres como a mujeres, pero de maneras diferentes?, ¿te has preguntado cómo la desigualdad en el acceso a servicios sanitarios, diagnósticos o tratamientos impacta en la vida de las personas?

La desigualdad en el acceso a servicios sanitarios es un problema global que afecta desproporcionadamente a las mujeres. Según la OMS, las mujeres en muchos países tienen menos probabilidades de recibir atención médica de calidad en comparación con los hombres. Esto se debe en parte a factores socioeconómicos, culturales y estructurales que limitan el acceso de las mujeres a los recursos sanitarios.

Los datos muestran disparidades significativas en las tasas de mortalidad y en la carga de enfermedad entre hombres y mujeres. Por ejemplo, las enfermedades cardiovasculares son la principal causa de muerte en mujeres en el mundo, pero a menudo las mujeres están subdiagnosticadas y peor tratadas en comparación con los hombres. Además, las mujeres tienen una carga desproporcionadamente alta de enfermedades como la osteoporosis y ciertos tipos de cáncer, que no siempre reciben la misma atención y financiación para la investigación que las enfermedades predominantes en hombres.

Sin embargo, los hombres a menudo son menos propensos a buscar atención médica preventiva y a seguir las recomendaciones médicas. Según un estudio de la American Psychological Association, los hombres tienen más probabilidades de evitar ir al médico debido a normas culturales que promueven la autosuficiencia y la resistencia. Esta actitud puede dar como resultado diagnósticos tardíos de enfermedades graves, lo que disminuye las posibilidades de tratamiento exitoso.

Desigualdades en salud mental

La salud mental es otra área donde se observa una brecha de género significativa. Las mujeres tienen el doble de probabilidades de ser diagnosticadas con depresión que los hombres, y también son más susceptibles a trastornos de ansiedad. Sin embargo, los hombres tienen tasas más altas de suicidio, a menudo debido a la falta de acceso a servicios de salud mental adecuados y al estigma asociado con buscar ayuda.

Brecha de género en el acceso digital

La desigualdad de género también se extiende al acceso digital, lo que tiene implicaciones significativas para la salud digital. Las mujeres tienen menos acceso a las tecnologías digitales y a internet en comparación con los hombres a nivel global, lo cual puede limitar su capacidad para beneficiarse de los avances en salud digital, como la telemedicina, las aplicaciones de salud y el acceso a la información médica. Según datos de la Unión Internacional de Telecomunicaciones, la brecha de género en el acceso a internet es más pronunciada en los países en desarrollo, donde las mujeres tienen un 23 % menos de probabilidad de estar conectadas en comparación con los hombres. La falta de acceso digital puede derivar en peores resultados de salud.

Estas desigualdades presentan un desafío significativo para los sistemas sanitarios en todo el mundo. Para abordar estas brechas es fundamental implementar políticas y prácticas que promuevan la equidad de género en salud. Esto incluye la recopilación y el análisis de datos desagregados por sexo y género, la formación de profesionales de la salud en sensibilización de género y la creación de programas específicos para abordar las necesidades de salud según género y sexo.

La investigación inclusiva es primordial. Es esencial que los ensayos clínicos y la investigación médica incluyan a mujeres y hombres en proporciones adecuadas para identificar las diferencias en la respuesta a tratamientos. Históricamente, las mujeres han estado menos representadas en la investigación médica, lo que ha llevado a un entendimiento sesgado de cómo las mujeres responden a diversas terapias y medicamentos. Al incluir de manera equitativa a ambos sexos, se pueden desarrollar tratamientos más efectivos y personalizados, mejorando los resultados de salud para todos.

La educación y sensibilización de los profesionales de la salud es otro pilar crucial. Es vital capacitar a médicos, enfermeras y otros trabajadores de la salud sobre las diferencias de género en la salud y fomentar un enfoque centrado en el paciente. Esto incluye entender cómo las enfermedades pueden manifestarse de manera diferente en hombres y mujeres y cómo los factores sociales y biológicos influyen en la salud.

La transformación equitativa de los sistemas sanitarios requiere un compromiso integral con la investigación inclusiva, la educación y sensibilización continua de los profesionales de salud y la implementación de políticas públicas justas y efectivas.

La feminización de las profesiones sanitarias

El sector salud está experimentando una feminización creciente, con un número cada vez mayor de mujeres entrando en las profesiones sanitarias. Según datos de la OMS, las mujeres representan más del 70 % de la fuerza laboral sanitaria.

¿Sabías que, aunque las mujeres constituyen la mayoría de la fuerza laboral en el sector salud, afrontan barreras significativas en términos de liderazgo y salarios? Este fenómeno, conocido como la «tijera del género», refleja cómo la proporción de mujeres disminuye drásticamente a medida que se asciende en la jerarquía profesional.

¿Qué es la «tijera del género»? Es una metáfora que ilustra la divergencia en la representación de hombres y mujeres en diferentes niveles de una organización. Este efecto puede ocurrir tanto en centros sanitarios como centros de investigación. Mientras que las mujeres dominan en los niveles inferiores y medios de la carrera profesional, su presencia disminuye significativamente en los niveles superiores, donde predominan los hombres. Esta divergencia se asemeja a una tijera abierta.

Gráfica ficticia de ejemplo:

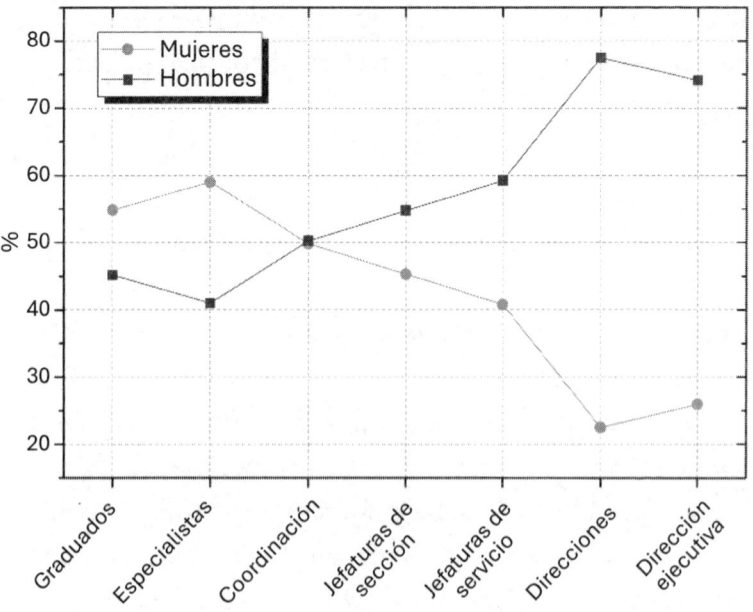

En el sector salud, aunque las mujeres representan una abrumadora mayoría de la fuerza laboral, su presencia en roles de liderazgo sigue siendo significativamente baja. Según la OMS, aunque las mujeres constituyen el 70 % de los trabajadores de salud en el mundo, solo ocupan el 25 % de los puestos de liderazgo en este sector. Este patrón de desigualdad también se refleja en las instituciones educativas. La Asociación Americana de Colegios Médicos (AAMC) indica que, aunque más del 50 % de los estudiantes de Medicina son mujeres, apenas el 18 % de los decanos de estas facultades son mujeres.

Además de la desigualdad en el liderazgo, existe una considerable brecha salarial entre hombres y mujeres en el sector salud. Un estudio publicado en *JAMA Internal Medicine* revela que las mujeres médicas ganan, de promedio, un 25 % menos que sus colegas, incluso después de ajustar por factores como la especialidad, la experiencia y la carga de trabajo. Esta tendencia se observa también en el Servicio Nacional de Salud (NHS) del Reino Unido, donde las mujeres en roles médicos perciben un salario un 15 % inferior que el de los hombres en posiciones equivalentes. Estas cifras demuestran que la brecha de género no solo limita el acceso de las mujeres a puestos de liderazgo, sino que también impacta significativamente su remuneración económica.

Soluciones para cerrar la «tijera del género» en el sector salud

Cerrar la «tijera del género» en el sector salud es esencial para lograr una mayor equidad laboral y académica, y requiere un enfoque multifacético respaldado por evidencias y recomendaciones de instituciones reconocidas. Debemos fomentar una cultura que valore el equilibrio entre trabajo y vida personal y reconozca el talento femenino y la carrera profesional de las mujeres para ayudar a cerrar la brecha de género y asegurar que todos los profesionales tengan las mismas oportunidades de éxito y reconocimiento.

Es fundamental implementar Gender Equity Action Plans (GEAP), que son estrategias diseñadas para identificar y superar las barreras de género en el entorno laboral. Asimismo, la Human Resources Strategy for Researchers (HRS4R) es una iniciativa de la Comisión Europea que busca mejorar las condiciones laborales de los investigadores en Europa, promoviendo la igualdad de oportunidades y fomentando la movilidad y el desarrollo de carrera. Múltiples estudios demuestran que las organizaciones diversas son más efectivas, toman mejores decisiones y son más innovadoras. Por lo que ambas estrategias no solo promueven la igualdad de género y mejoran las condiciones laborales, sino que también fortalecen la competitividad y el atractivo de las organizaciones en el ámbito global.

La motivación en los profesionales sanitarios

¿Qué impulsa a un médico a continuar sus estudios después de una jornada extenuante?, ¿qué hace que una enfermera mantenga su dedicación y compromiso, incluso en situaciones de alta presión?, ¿cómo podemos asegurar que los profesionales de la salud se sientan valorados y apoyados en sus roles? Estas preguntas son cruciales para entender la motivación en el sector sanitario. En un entorno donde hay escasez de profesionales, la colaboración se vuelve esencial cuando los recursos humanos son limitados. Los equipos diversos, compuestos por profesionales con distintas habilidades y experiencias, pueden ofrecer soluciones más completas y eficaces a los problemas de salud. ¿Cómo se fomenta esta colaboración y se asegura que todos los miembros se sientan igualmente valorados y motivados?

La diversidad en los equipos enriquece el entorno laboral y potencia la capacidad de innovación y adaptación. Un equipo diverso es más capaz de entender y responder a las variadas necesidades de la población que atiende. La gestión del talento y la motivación dentro de estos equipos diversos requiere una atención especial. ¿Cómo se pueden crear entornos de trabajo que atraigan talento y que fomenten su desarrollo y retención? La clave está en entender las diferentes formas de motivación que impulsan a los profesionales de la salud.

Entender lo que nos mueve a seguir adelante es crucial: la motivación intrínseca impulsa a los profesionales, proporcionándoles la capacidad de contribuir significativamente a la salud de las personas. Esta pasión por hacer una diferencia es fundamental, pero por sí sola no es suficiente para crear organizaciones resilientes y sostenibles. Para mantener la motivación a medio y largo plazo se requiere mucho más que el simple deseo de mejorar la salud de los pacientes. Es esencial proporcionar motivaciones extrínsecas y crear ambientes laborales que enriquezcan y apoyen el desarrollo personal y profesional. Estos elementos incluyen, pero no se limitan, a reconocimiento adecuado, oportunidades de avance, compensaciones justas y condiciones de trabajo óptimas que fomenten tanto la colaboración como la innovación.

Además, se ha demostrado que el talento atrae talento. Un entorno que celebra y cultiva la excelencia llama la atención de profesionales cualificados, lo que genera un ciclo virtuoso de inspiración, aspiración y mejora continua. Por ejemplo, los centros sanitarios y hospitales que se clasifican entre los mejores en términos de números de MIR para ciertas especialidades tienden a atraer a candidatos con las puntuaciones más altas cada año. Esta tendencia subraya cómo una reputación de excelencia y un ambiente de trabajo estimulante pueden servir para atraer el talento.

La salud como vocación

La vocación, tradicionalmente entendida como una inclinación natural y profunda hacia una determinada profesión o actividad, ha sido durante mucho tiempo un tema central en la discusión sobre la práctica médica. Se considera que los profesionales de la salud deben sentir una llamada interna para dedicarse al cuidado de los demás, un compromiso profundo con el bienestar de sus pacientes. ¿Es realmente la vocación tan crucial?, ¿es justo que se utilice la vocación como medida del valor y la capacidad de un profesional sanitario?

La vocación, aunque importante, no debe ser mitificada ni utilizada como una justificación para sobrecargar a los profesionales sanitarios. La idea romántica de que los médicos y enfermeros deben sacrificar todo en nombre de su vocación no es solo irreal, sino también injusta. Si bien es cierto que muchos profesionales de la salud eligen este trabajo por un profundo deseo de ayudar a los demás, la realidad de su labor diaria también incluye largas horas, estrés significativo y la necesidad de equilibrar sus vidas personales y profesionales.

La vocación no debería ser una excusa para exigir más allá de lo razonable de los profesionales. Además, son esenciales otros factores como la formación continua, el apoyo institucional, la compensación justa y las condiciones laborales adecuadas para garantizar que puedan brindar el mejor cuidado posible sin poner en riesgo su propio bienestar.

Es indiscutible que el compromiso con los pacientes y la ética asistencial son pilares fundamentales de la práctica médica. Los profesionales de la salud tienen la responsabilidad de mantener altos estándares éticos en su trabajo, asegurando que el bienestar del paciente esté siempre en el centro de sus esfuerzos. Sin embargo, este compromiso debe ser equilibrado con la realidad de que los profesionales también son seres humanos con necesidades y limitaciones.

El enfoque en la vocación puede, en algunos casos, desviar la atención de la necesidad de crear un entorno de trabajo saludable y sostenible para los profesionales sanitarios. La pasión por el trabajo no debe ser una justificación para la explotación laboral ni para la falta de recursos adecuados. **Un sistema de salud eficaz y justo debe reconocer y valorar el compromiso laboral de sus profesionales, al mismo tiempo que les proporciona el apoyo necesario para desempeñar su trabajo de manera sostenible.**

La percepción de la vocación puede variar considerablemente entre individuos y culturas. Para algunos, puede ser una motivación profunda y duradera, mientras que para otros puede ser un sentido de deber que cambia y evoluciona con el tiempo. Es crucial reconocer que la vocación es un concepto relativo y personal, y no debe ser una medida universal para evaluar el valor o la dedicación de un profesional sanitario. Es más realista y justo que consideremos la vocación como uno de los muchos factores que motivan a los profesionales. No todos los profesionales de la salud sienten la misma intensidad de vocación, y eso está bien. Son igual de válidos el interés en la ciencia, las oportunidades de desarrollo profesional, el deseo de ayudar a los pacientes, la necesidad de estabilidad económica o el de trabajar en un entorno colaborativo, ético y respetuoso. Todas estas son motivaciones válidas que contribuyen a que los profesionales sanitarios se sientan respetados y valorados. Esta es la base de todo sistema sanitario, que permite el funcionamiento en el día a día y la transformación hacia el futuro.

El dilema del innovador y el enfoque ambidiestro en salud

¿Te has planteado alguna vez para qué innovar en lo que ya funciona, en algo que ya tuvo éxito? El dilema del innovador, como se describe en la literatura empresarial, aborda la dificultad a la que se enfrentan las organizaciones exitosas al intentar adoptar nuevas tecnologías o procesos que, aunque prometedores, pueden poner en riesgo su estabilidad actual. Charles A. O'Reilly III y Michael L. Tushman plantean una visión distinta explicando cómo organizaciones astutas han utilizado un enfoque ambidiestro para resolver su propio dilema sobre el innovador, a diferencia de empresas que, a menudo atrapadas por sus propios éxitos, no han podido adaptarse y crecer.

Las organizaciones que consideran la innovación como un proceso desconectado del impacto en el día a día abandonan la oportunidad de transformarse porque tienden a enfocarse exclusivamente en el rendimiento actual, sin una visión de futuro o sostenibilidad a largo plazo. Esto puede llevar a una resistencia al cambio y a la incapacidad de evolucionar frente a nuevas oportunidades. En contraste, aquellas que adoptan un enfoque ambidiestro logran transformar su operación mientras mantienen el rendimiento, impulsando mejoras continuas con un equilibrio entre las actividades actuales y la exploración de transformaciones potenciales.

¿Puede nuestro sistema de salud estar frente al reto del dilema del innovador? Estas preguntas no solo son provocadoras, sino que invitan a una reflexión profunda sobre el estado y el futuro de nuestros sistemas de salud.

Las organizaciones que han triunfado en superar el dilema del innovador lo han hecho adoptando un enfoque ambidiestro que les permite equilibrar la explotación de sus capacidades actuales con la exploración de nuevas oportunidades. Este enfoque puede aplicarse al sector sanitario de las siguientes maneras:

1. **Mejorar el rendimiento sin perder de vista la innovación**: mantener la calidad y eficiencia de los servicios actuales mientras se integran nuevas tecnologías o prácticas que puedan revolucionar la atención al paciente.
2. **Transformación continua**: adoptar la innovación como un proceso continuo, con un balance entre las mejoras incrementales en los procesos existentes y la apuesta por transformaciones más profundas, como la implementación de medicina personalizada o la adopción de plataformas de datos avanzadas.

Este equilibrio ambidiestro permite que el sistema de salud no solo mantenga su rendimiento actual, sino que también se prepare para afrontar los desafíos futuros y aproveche las oportunidades que ofrecen los avances científicos y tecnológicos. Este enfoque puede aplicarse al sector sanitario de las siguientes maneras:

1. **Transformación y mejora continua**: aunque el sistema sanitario actual puede ser efectivo, siempre hay margen para mejoras. La innovación en áreas como la digitalización, la IA y la medicina personalizada puede llevar a mejores resultados para los pacientes y a una mayor eficiencia en la atención sanitaria.

2. **Adaptación a nuevas realidades**: la pandemia de covid-19 ha demostrado que incluso los sistemas sanitarios más robustos deben adaptarse rápidamente a nuevas realidades. La integración de tecnologías emergentes y la flexibilidad en la gestión son esenciales para afrontar futuros desafíos.

3. **Enfoque en el valor a largo plazo**: transformar el sistema sanitario implica mejorar la atención inmediata y enfocarse en el valor a largo plazo para los ciudadanos. Esto incluye la prevención de enfermedades, la gestión eficiente de la cronicidad y la implementación de intervenciones de salud poblacional.

¿Están preparados nuestros sistemas de salud para hacer frente a este reto?

La capacidad de nuestros sistemas de salud para afrontar el reto de la transformación depende de múltiples factores. Sin embargo, uno de los elementos más críticos es el talento que está al frente de las decisiones. Los líderes en el ámbito sanitario deben ser visionarios, innovadores y capaces de cuestionar el *statu quo*. La pregunta es: ¿están nuestros sistemas de salud preparados para este desafío?

A nivel estructural, muchos sistemas de salud ya cuentan con los recursos y la infraestructura básica para iniciar el camino hacia la transformación. La digitalización de registros médicos, la implementación de plataformas de telemedicina y el uso de la IA para el diagnóstico y tratamiento son avances significativos que están en marcha en diversas partes del mundo.

No obstante, la preparación técnica y estructural no es suficiente por sí sola. La verdadera transformación y sostenibilidad del sistema sanitario dependen en gran medida del talento humano que lidera y gestiona estos cambios. Es aquí donde el concepto de «El talento cura» cobra relevancia.

El talento no es solo conocimiento, también cura. Es la fuerza invisible que une conocimiento y pasión para transformar la salud y cuidar lo más valioso: la vida.

«El talento cura»

El concepto de «El talento cura» subraya la importancia del talento humano en la transformación y sostenibilidad del sistema de salud, que no solo reside en los gestores o decisores, sino en todos los niveles. Es el talento que puede cuestionar, innovar y liderar el cambio lo que realmente cura y transforma el sistema sanitario.

Nuestros sistemas de salud están preparados para hacer frente a los retos, pero su éxito depende del talento que esté al frente de las decisiones. La transformación y la sostenibilidad del sistema de salud no se lograrán solo con inversiones en tecnología, documentos estratégicos o cambios estructurales.

El verdadero poder del talento radica en
su capacidad de poner la salud en el centro,
no solo en su habilidad de innovar.
En un mundo donde las herramientas evolucionan,
es el talento humano el que sigue marcando
la diferencia.

Dependemos, en última instancia, de las personas: de los líderes y profesionales que tienen la visión, la capacidad y el coraje para hacer las preguntas correctas y buscar respuestas valientes e inconformistas. Es el talento el que cura y guía el sistema hacia un futuro más eficiente, accesible y resiliente.

Para abordar los desafíos del sector salud es crucial adoptar un enfoque de talento humano y tecnología, donde se promueva la innovación sin perder de vista a las personas. La clave está en equilibrar la capacidad de dar respuesta a las necesidades a corto plazo con la adaptación de tecnologías disruptivas y abordajes transformadores. Debemos garantizar que el sistema sanitario no solo sea exitoso hoy, sino también prepararlo para el futuro.

El futuro del sistema sanitario será tan fuerte
como la voluntad de quienes se atreven
a imaginarlo y construirlo.

12.
Salud digital a nuestro servicio

En la era actual, la digitalización permea casi todos los aspectos de nuestra vida cotidiana. Desde reservar una mesa en un restaurante hasta pedir un taxi, la tecnología ha simplificado las tareas diarias, haciéndolas más accesibles y eficientes. Sin embargo, esta revolución digital parece haber dejado un área crucial en la sombra: el sistema de salud.

A pesar de los avances tecnológicos, muchos pacientes aún se enfrentan a dificultades para realizar tareas aparentemente simples, como programar una cita médica *online*.

Esta laguna digital resulta incómoda para los pacientes y refleja una brecha más amplia en la adopción de tecnologías como la IA que podrían mejorar la eficiencia y accesibilidad de los servicios sanitarios.

La brecha digital en salud

La infraestructura de salud ha sido tradicionalmente lenta en adoptar innovaciones tecnológicas debido a preocupaciones sobre la privacidad de los datos, la seguridad y los costes de implementación. Yo mismo he vivido el envío de correspondencia en papel entre servicios de un hospital o consultado carpetas inmensas con historiales clínicos en papel almacenadas en archivos de pasillos interminables. El reto no es solo tecnológico, existe una resistencia al cambio por parte de profesionales que deben adaptar sus prácticas y a veces han vivido la digitalización como una carga burocrática y administrativa en el pasado. Sin olvidarnos de los pacientes, quienes a menudo prefieren métodos de interacción más tradicionales y la interacción humana directa.

¿Cómo podemos garantizar que la digitalización en salud no deje atrás a aquellos menos familiarizados con la tecnología?, ¿qué medidas podemos tomar para reducir la brecha digital entre diferentes grupos socioeconómicos?, ¿cómo podemos asegurar que los beneficios se distribuyan equitativamente?

La disparidad digital es una realidad palpable que afecta a pacientes y a profesionales. Mientras algunas instituciones avanzan rápidamente en la implementación de tecnologías innovadoras, otras luchan por mantener el ritmo debido a limitaciones económicas, educativas y culturales.

La digitalización en el sector salud promete mejorar la eficiencia, precisión y personalización de los cuidados

médicos. Herramientas como la IA y las plataformas digitales tienen el potencial de transformar la práctica clínica y la gestión de la salud pública. Por ejemplo, los algoritmos de aprendizaje automático pueden ayudar a los clínicos a tomar decisiones más informadas, proporcionando diagnósticos más precisos y planes de tratamiento personalizados.

Sin embargo, el camino hacia una adopción universal y efectiva de estas tecnologías está plagado de desafíos. Las preocupaciones sobre la privacidad de los datos y la seguridad siguen siendo barreras significativas.

La educación y la capacitación juegan un papel crucial. Es esencial proporcionar formación continua a los profesionales en el uso de nuevas tecnologías, asegurando que estén preparados para integrarlas de manera segura y eficiente en su práctica diaria. Igualmente importante es educar a los pacientes, en especial a aquellos de comunidades vulnerables, sobre cómo usar las herramientas digitales para gestionar su salud de manera más efectiva.

Para abordar la disparidad digital es fundamental adoptar un enfoque inclusivo y colaborativo. Las iniciativas de salud pública deben centrarse en garantizar que todos los sectores de la sociedad tengan acceso a las tecnologías de salud digital. Esto incluye invertir en infraestructuras tecnológicas en áreas desatendidas y proporcionar recursos educativos que faciliten la adopción de nuevas herramientas tecnológicas como la IA.

Además, las políticas de salud deben enfocarse en la equidad digital, asegurando que las innovaciones tecnológicas no solo beneficien a unos pocos privilegiados, sino que estén disponibles para todos, independientemente de su nivel socioeconómico o educativo. Solo a través de un esfuerzo concertado y colaborativo se puede cerrar la brecha digital y garantizar que la digitalización en salud beneficie a toda la población.

La digitalización ofrece oportunidades sin precedentes para mejorar la calidad y la accesibilidad de los cuidados de salud. Sin embargo, para aprovechar plenamente estos beneficios, es crucial abordar las disparidades digitales que existen. Al hacerlo, podemos crear un sistema de salud más equitativo y eficiente, donde todos, pacientes y profesionales, puedan prosperar en la era digital.

¿Y qué hay de la experiencia digital de los pacientes?

La experiencia del paciente en este renovado panorama sanitario es el otro pilar esencial de la ecuación. Así como los profesionales deben abrazar el cambio, los pacientes también se encuentran en una encrucijada entre la familiaridad del sistema tradicional y las promesas de una era digital en salud. No todos los pacientes son nativos digitales; hay una diversidad en su familiaridad y comodidad con la tecnología que no podemos ignorar.

La reticencia a los cambios en las metodologías de cuidado es comprensible. Durante años, pacientes y profesionales han navegado por un sistema con tecnologías que a menudo se sienten obsoletas o desconectadas de las necesidades reales del usuario. La introducción de herramientas digitales —aplicaciones, plataformas de monitoreo *online*, teleconsultas...— tiene que hacerse con sensibilidad hacia aquellos para quienes el mundo digital es un terreno aún por conquistar.

La clave para la adopción exitosa de estas tecnologías radica en la simplicidad y la personalización. Las soluciones digitales no deben ser una talla única para todos; deben ser tan variadas y adaptativas como las personas que las usan. Para los pacientes digitales, aquellos cuya vida ya está interconectada con la tecnología, las herramientas avanzadas pueden ser una extensión natural de su vida cotidiana. Sin embargo, para los ciudadanos de mayor edad o para aquellos con menos conocimientos tecnológicos, debemos desarrollar herramientas intuitivas, de fácil acceso y acompañarlas de apoyo y formación adecuados.

El objetivo no es solo digitalizar el sistema sanitario, sino humanizar la tecnología dentro de él. Debe haber una armonía entre lo avanzado y lo accesible, asegurando que las innovaciones sean inclusivas y empoderen a los pacientes en todo el espectro tecnológico.

Un liderazgo humanístico de la salud digital aumentará la aceptación y el uso de las nuevas herramientas, además de que mejorará la relación entre el paciente y el sistema de salud, haciendo que la asistencia médica sea más eficiente, efectiva y, sobre todo, centrada en el bienestar.

En última instancia, la medida del éxito de cualquier nueva tecnología sanitaria será su capacidad para hacer que los pacientes se sientan más conectados con sus proveedores de salud, más informados sobre su atención y más capaces de participar activamente en su bienestar. Los sistemas y las herramientas deben ser diseñados no solo con el paciente en mente, sino con el paciente en la mesa de diseño, colaborando en la creación de su propia experiencia de salud en esta era digital.

¿Sabías que la clave para que los pacientes adopten nuevas tecnologías en salud podría estar en algo tan simple como recibir una respuesta rápida o en una buena experiencia de usuario?

Hay varios estudios que apuntan a una mejora del 15 al 20 % de la adhesión en los pacientes que reciben un seguimiento inmediato y personalizado. Cuando los pacientes interactúan con sistemas digitales, ya sea completando un cuestionario *online* o conversando con un asistente virtual, se produce una retroalimentación instantánea que demuestra que su participación tiene un impacto directo en su atención. Esto aumenta su confianza en el uso de la tecnología y fortalece su compromiso con su propio proceso de salud. Con cada interacción que se traduce en una acción concreta y visible, los pacientes se sienten más valorados y motivados para continuar participando activamente en el uso de soluciones digitales para su bienestar.

Una mirada positiva a la digitalización de la salud

La salud digital tiene el potencial de mejorar y hacer más eficiente el sistema sanitario. No se trata solo de introducir aplicaciones digitales como la IA; digitalizar supone la transformación del proceso, mediante metodologías de mejora de la eficiencia, de los tiempos de diagnóstico y tratamiento, y de la experiencia de los pacientes. Una vez diseñado cómo mejorar estos factores, la tecnología nos puede ayudar a consolidar las mejoras, incorporando plataformas de medición de resultados, aplicaciones de seguimiento remoto de pacientes o intervenciones de telemedicina, que fijan y consolidan las mejoras realizadas. La digitalización bien hecha va más allá de informatizar aquello que ya veníamos haciendo en el sistema sanitario. Supone una mejora continua de los procesos apalancada en el proceso de incorporación de nuevas tecnologías, una nueva manera de trabajar que ayuda a mejorar la atención sanitaria, el trabajo de los profesionales y la experiencia de los pacientes y sus familias. Posteriormente, la digitalización de los procesos asistenciales permite analizar y evaluar de manera continua, consolidando las mejoras gracias a las plataformas tecnológicas. Uno de los grandes hitos de los proyectos de digitalización del sistema sanitario es el potencial que ofrecen para evaluar su propio impacto, midiendo el resultado de las mejoras implementadas gracias a los datos que generan las plataformas digitales utilizadas. Un ejemplo de esto es la digitalización del proceso de hospitalización.

Existen ya varios proyectos que optimizan la atención médica al trasladarla del hospital al hogar con la ayuda de tecnologías digitales y ofrece beneficios económicos significativos para los sistemas de salud. Con el mismo presupuesto, un centro sanitario puede aumentar su capacidad de hospitalización hasta un 40 % gracias a la hospitalización domiciliaria mejorada con digitalización. Este aumento en la capacidad se debe a la eficiencia que la hospitalización domiciliaria aporta al sistema. Al permitir que los pacientes reciban cuidados médicos de calidad en sus hogares, se reduce la demanda de camas hospitalarias y los recursos asociados, como el uso de salas y la atención en persona que requieren más personal y más gastos operativos. La digitalización juega un papel crucial en este proceso, ya que permite un monitoreo constante y una comunicación fluida entre el paciente y los profesionales, garantizando que el nivel de cuidado sea equivalente al que se ofrece en las instalaciones hospitalarias.

La salud digital bien empleada mejora la utilización de los recursos existentes, y permite a los hospitales atender a más pacientes sin la necesidad de expandir físicamente sus instalaciones. Además, la hospitalización domiciliaria puede contribuir a una recuperación más rápida y a una mayor satisfacción del paciente, dado que se encuentra en un entorno familiar y cómodo, reduciendo así los tiempos de recuperación y las tasas de reinserción hospitalaria.

La hospitalización domiciliaria con apoyo digital es un ejemplo que ilustra cómo la integración de la digitalización en modelos de cuidado médico alternativos no solo eleva la calidad del servicio y la satisfacción del paciente, sino que también optimiza los costes y la capacidad del sistema de salud, proveyendo una solución sostenible y escalable para los desafíos contemporáneos en atención sanitaria.

Con este tipo de proyectos cambiamos la manera de trabajar y el valor de un proceso asistencial para la población, en este caso, para los pacientes hospitalizados. El siguiente paso para introducir este tipo de soluciones innovadoras es realizarlas de manera habitual, integrarlas en el sistema de provisión sanitaria convencional, pasando de ser innovación a ser una actividad regular y central en el hospital. Los centros sanitarios acaban adoptando estos desarrollos incorporándose en su cartera de servicios habitual.

La adopción de soluciones innovadoras en el sistema de atención sanitaria implica un cambio fundamental en la forma en que los centros sanitarios y la administración pública compran servicios y productos para funcionar. Gestionar los procesos de compra con visión de futuro es crucial para asegurar que las innovaciones que han demostrado ser efectivas se integren de manera sostenible y eficiente en el sistema de salud. Mediante la compra sistemática de innovación, el sistema puede sistematizar los proyectos piloto, convirtiéndolos en práctica habitual, evolucionando así la atención sanitaria. Aquí es donde entra en juego el concepto de compra pública innovadora en salud.

¿Cómo innovan los sistemas sanitarios a la hora de comprar servicios y soluciones?

Un paso indispensable para disponer de herramientas innovadoras como la IA en un sistema sanitario es adquirirlas. La compra pública innovadora (CPI) en salud busca fomentar la adopción de innovaciones tecnológicas, procedimientos y modelos de atención para mejorar la calidad y eficiencia en la atención sanitaria. Este enfoque no solo implica adquirir productos existentes, sino también estimular el desarrollo de soluciones que cubran necesidades clínicas aún no abordadas por el mercado:

1. **Cambio en los procesos de adquisición**: tradicionalmente, las compras en el sector sanitario se basan en el coste inicial, pero la CPI cambia este enfoque hacia el «valor por dinero», considerando beneficios a largo plazo, como la mejora en resultados de salud y la eficiencia operativa. Este cambio requiere ajustar los procesos de adquisición.
2. **Colaboración con proveedores**: la CPI promueve la colaboración con los proveedores para desarrollar soluciones personalizadas. Esto supone un cambio hacia una relación de socios en innovación, en lugar de la tradicional de cliente-proveedor.
3. **Gestión del riesgo**: adoptar nuevas tecnologías implica riesgos. Los sistemas de compra públicos deben gestionar estos riesgos asegurando que las innovaciones sean seguras, efectivas y cumplan con las expectativas de valor.

Tuve la suerte de conocer este y varios proyectos de CPI en mi etapa como director del increíble equipo que forma

AQUAS. Uno de los proyectos que lideran es el «Anti-Superbugs», financiado por la Unión Europea. Un ejemplo de CPI exitoso que aborda la detección de microorganismos resistentes a los antibióticos. Este proyecto supera las barreras regulatorias del sector sanitario, permitiendo que diversas entidades europeas colaboren para desarrollar una tecnología que detecte rápidamente estos patógenos. Al compartir los riesgos y recursos lograron que una empresa privada desarrollara una solución innovadora, no disponible previamente en el mercado.

La colaboración en CPI entre hospitales y empresas de I+D asegura que las soluciones se adapten a las necesidades reales de los profesionales de la salud. Anti-Superbugs no solo mejoraría la capacidad hospitalaria para tratar infecciones resistentes, sino que también abriría mercados internacionales para esta tecnología.

Uno de los grandes secretos de los sistemas de salud es que la manera en la que compran productos o servicios es una palanca de transformación. Comprar de manera innovadora nos permite responder a los retos sanitarios complejos, creando soluciones tecnológicas y servicios preparados para el futuro.

Sobre estrellas Michelin

La compra pública basada en valor representa un cambio fundamental en la asignación de recursos en el sistema de salud, centrándose en pagar por resultados en lugar de volumen. Este enfoque incentiva la provisión de atención de mayor calidad al priorizar el valor final para el paciente o el sistema, en lugar de enfocarse solo en el precio inicial.

Este modelo impulsa una transición de los contratos tradicionales basados en productos a contratos centrados en soluciones integrales, abarcando aspectos como la seguridad, el bienestar y la eficiencia. Así, los sistemas de salud pueden adquirir tecnologías que no solo resuelvan necesidades actuales, sino que también generen valor a largo plazo.

Se me ocurre una metáfora para explicar la necesidad de comprar servicios de salud con una mentalidad innovadora. La analogía de un restaurante Michelin sirve para destacar la importancia de la calidad y la innovación en la adquisición de recursos, y así como un chef invierte en los mejores ingredientes y equipos, los sistemas de salud deben invertir en tecnologías avanzadas y productos innovadores para garantizar un nivel de atención sanitaria de élite.

Pero debemos empezar paso a paso, evolucionando el modelo sanitario mediante proyectos específicos que vayan moviendo la aguja en contra de la inercia y cambiando el curso de navegación del gran buque de la sanidad. El éxito de la compra pública basada en valor depende de la creación de marcos claros para la colaboración público-privada y de la implementación de proyectos rápidos (*quick wins*) que demuestren el impacto positivo de la innovación enfocada en el resultado final en los pacientes. Este enfoque permitirá que los sistemas de salud aprovechen de las tecnologías emergentes y evalúen su impacto en los procesos asistenciales. La compra innovadora progresiva es una vía de conseguir introducir en el sistema innovación de valor de manera incremental para mejorar la vida de las personas.

¿Cómo podemos transformar el sistema sanitario manteniendo el equilibrio?

Mientras nos enfrentamos a los grandes desafíos del sistema sanitario, debemos estar abiertos a reevaluar nuestras expectativas de lo que significa «la innovación». Deberíamos aspirar a soluciones que no solo desafíen lo convencional por ser nuevo, sino que también aborden los problemas existentes de maneras más integradas y estratégicas. Esto implica una comprensión más profunda de las necesidades actuales y futuras, y la valentía de implementar soluciones que puedan parecer menos radicales a primera vista, pero que en realidad ofrecen cambios transformadores y sostenibles a largo plazo. La imagen de una balanza define perfectamente el delicado equilibrio que debemos mantener entre dos enfoques cruciales de la innovación. Por un lado, «la innovación incremental», que se centra en mejorar lo que ya hacemos; por el otro, «la innovación disruptiva», que explora nuevas maneras de afrontar los retos del sistema.

- **Innovar para mejorar**: este lado de la balanza aborda la mejora continua de los procesos, tecnologías y métodos existentes. Es fundamental para optimizar los recursos, aumentar la eficiencia y mejorar la calidad del servicio que ya proporcionamos. En un sistema tan crítico como el sanitario, incluso pequeñas mejoras en la eficiencia pueden traducirse en salvamentos de vidas y mejoras significativas en la calidad de la atención al paciente.

- **Innovar para explorar**: al otro extremo está la necesidad de romper con los paradigmas actuales y explorar nuevas ideas radicalmente diferentes. Este tipo de innovación busca redefinir el enfoque hacia los desafíos de la salud, introduciendo soluciones que podrían cambiar las bases mismas de cómo se estructura y opera el sistema sanitario. Es esencial para adaptarse a los cambios demográficos, tecnológicos y epidemiológicos que emergen con rapidez.

El equilibrio entre estas dos formas de innovar es crucial. Inclinar demasiado la balanza hacia la mejora de lo existente podría estancar el sistema, impidiendo adaptaciones necesarias ante cambios rápidos y desafíos imprevistos. Por el contrario, enfocarse únicamente en la innovación disruptiva sin una base sólida de mejoras incrementales podría llevar a implementar cambios no sostenibles que desestabilicen el sistema sin garantizar mejoras a largo plazo.

Por lo tanto, un enfoque equilibrado permite no solo capitalizar lo que funciona y hacerlo aún mejor, sino también estar abiertos y preparados para transformaciones más profundas que respondan a las necesidades futuras del cuidado de la salud. Este equilibrio es esencial para un sistema sanitario resiliente que pueda evolucionar de manera constante y sostenible, garantizando la mejor atención posible para todos los pacientes.

La cultura necesaria para revolucionar la salud

La mentalidad necesaria para el cambio va más allá de la escalabilidad de la innovación, del diseño de una solución, de la validación del funcionamiento o de la posterior implementación a escala de una nueva tecnología o proceso innovador. Para asegurar la evolución de los sistemas sanitarios precisamos invertir en gestión del cambio cultural, apostar por la innovación social y el aprendizaje colectivo. Las soluciones innovadoras orientadas a mejorar el sistema sanitario contribuyen a la mejora de los procesos y los servicios de salud actuales. Para crear un futuro mejor para los sistemas sanitarios, debemos pensar en la salud más allá de las fronteras de la atención médica. Para alcanzar una salud ampliada, entendida de manera holística, es necesario conceptualizar el reto de transformación más allá de los sistemas sanitarios. Tradicionalmente se ha hablado de «salud en todas las políticas». Este enfoque integra consideraciones de salud en todas las políticas públicas, no solo en las sanitarias. Este principio es fundamental para garantizar que cada aspecto de nuestra sociedad contribuya a un ambiente saludable y sostenible.

Para implementar realmente una «salud en todas las políticas» los gobiernos y las organizaciones deben trabajar de manera intersectorial, uniendo educación, urbanismo, economía, medioambiente y otros sectores en la promoción de la salud pública. Esto requiere una innovación social que vaya más allá de las tecnologías médicas o de la atención clínica. Por ejemplo, la creación de espacios urbanos que promuevan la actividad física y reduzcan la contaminación puede tener un impacto significativo en la salud pública, igual que las políticas educativas que fomentan una nutrición adecuada desde la infancia.

Este enfoque holístico previene enfermedades, mejora la calidad de vida y reduce la carga en los sistemas sanitarios al abordar las raíces de los problemas de salud antes de que se conviertan en enfermedades crónicas o emergencias médicas. Por tanto, el cambio cultural necesario implica educar y capacitar a líderes y gestores para pensar en la salud de manera integral, considerando el bienestar social, económico y ambiental como pilares de la salud pública.

Además, este cambio requiere un aprendizaje colectivo continuo, donde las comunidades aprendan unas de otras, adaptando soluciones que han sido exitosas en otros contextos a sus propios desafíos locales. Solo mediante esta colaboración intersectorial e internacional podremos afrontar los desafíos globales de manera efectiva y sostenible, asegurando así un futuro saludable para todos.

La transformación pasa por evolucionar la inercia de los actuales sistemas sanitarios, es posible que necesite-

**mos una revolución en la manera de pensar y plantearnos
los retos**: un nuevo abordaje a la hora de hacernos las preguntas importantes en salud, que incluya un pensamiento
sistémico, una visión más holística que incluya la economía,
la antropología, la sociología y la humanidad. Transformar
los sistemas sanitarios requiere innovación, pero también diseñar políticas y sistemas de gobernanza que puedan proponer y explorar metodologías alternativas para abordar los
problemas y transformar la salud planteando nuevos horizontes más allá de la inercia actual. Los retos son cada vez
más complejos, pasando por el aumento de la cronicidad, la
aparición de enfermedades emergentes, las pandemias o la
salud mental. Estos retos están en continua evolución, generando crisis, impactando de manera impredecible en la salud
y la sociedad. Si las preguntas estratégicas para transformar la
salud no son las correctas, es posible que las respuestas y soluciones no nos ayuden a afrontar estos retos de manera holística y con visión de largo plazo.

Un eje fundamental para asegurar la evolución de la salud a largo plazo es evolucionar el conocimiento y el aprendizaje, incluyendo las nuevas tecnologías, y la formación de
las nuevas generaciones es clave. Preparar el talento del futuro para que podamos continuar haciéndonos las preguntas correctas.

El reto de transformar la salud va más allá de introducir
la IA en un centro sanitario, está en hacerse las preguntas
correctas. En un entorno donde la información está cada
vez más a nuestro alcance, la visión estratégica es más nece-

saria que nunca. El reto está en reformular las preguntas, redefinir las metodologías, evolucionar la cultura y vencer las inercias, y en convertir los retos de cada uno de los sectores (transporte, trabajo, industria, economía, medioambiente...) en retos comunes y buscar soluciones coherentes y cohesionadas para avanzar en salud.

Asegurar una mejora sistémica y sostenida. Adaptación vs. escalabilidad

La transformación en el sistema sanitario afronta el desafío de encontrar un equilibrio entre adaptación y escalabilidad. La noción de que «la innovación en salud se adapta, no se escala» captura perfectamente la esencia de cómo deben abordarse las mejoras en el ámbito sanitario. Cada centro tiene su propio conjunto de desafíos, recursos y poblaciones de pacientes. Lo que funciona en un hospital urbano grande puede no ser aplicable en un centro de salud rural pequeño debido a diferencias en infraestructura, demografía o recursos disponibles. Por lo tanto, la adaptación es clave. Este proceso de adaptación requiere un profundo entendimiento de las realidades locales y un compromiso con la personalización de la atención.

La escalabilidad también se refiere a la forma en que las ideas se comparten entre las comunidades y las fronteras. A través de redes de colaboración, las lecciones aprendidas y las mejores prácticas pueden diseminarse rápidamente, permitiendo que los sistemas de salud aprendan unos de otros. Este tipo de colaboración acelera la innovación y ayuda a asegurar que las soluciones sean más holísticas y consideradas desde múltiples perspectivas.

El verdadero reto para transformar la salud a nivel global no reside únicamente en la generación de nuevas herramientas (como por ejemplo algoritmos de IA o soluciones digitales), ya que los diferentes contextos condicionan la aplicabilidad de una solución concreta. Al enfocarnos en entender las diferencias entre sistemas regionales de salud, hospitales y centros de atención primaria, entendemos las diferentes realidades que frenan la posibilidad de copiar y pegar la misma solución aquí y allá.

> **Debemos poner foco en escalar las metodologías y no las soluciones. Metodologías que prioricen la identificación de retos en salud, que se enfoquen en enamorarse del problema y no de la solución.**

Al escalar la metodología y el enfoque de colaboración y co-creación, podemos asegurar que la innovación en salud sea más que un conjunto de éxitos aislados geográficamente.

En el mundo de la innovación en salud, a menudo se asume que las soluciones digitales, como las plataformas de salud o los algoritmos de IA, deben escalarse de manera similar a los productos industriales. Sin embargo, este enfoque no siempre es aplicable ni efectivo en el sector. La creencia de que estas soluciones pueden simplemente replicarse y desplegarse en múltiples entornos sin adaptación es un error común que ignora la complejidad y la diversidad de los sistemas sanitarios. Las soluciones digitales en salud requieren una significativa inversión de tiempo y recursos para adaptarse a diferentes estándares de interoperabilidad y cumplir con las regulaciones específicas de cada región. Cada centro sanitario puede tener necesidades únicas y prácticas distintas, lo que demanda una personalización minuciosa de las soluciones. Este proceso de adaptación asegura que las innovaciones se integren de manera fluida en el flujo de trabajo existente y sean realmente útiles para los profesionales y pacientes.

> **Adaptar la transformación en salud a los diferentes entornos requiere más que tecnología; requiere visión, liderazgo y compromiso compartido.**

La adopción de nuevas tecnologías no solo depende de la funcionalidad técnica de la solución, sino también de su aceptación por parte de los usuarios finales: los profesionales sanitarios y los pacientes. Esto implica una fase de formación y apoyo continuo para garantizar que los usuarios comprendan y se sientan cómodos utilizando la nueva tecnología. Cada entorno tiene sus propias dinámicas culturales y operativas que influyen en cómo se recibe y utiliza una innovación, lo que refuerza la necesidad de una adaptabilidad contextual.

La diversidad de contextos y culturas en los sistemas de salud de distintas regiones significa que una solución que funcione bien en un entorno puede no ser efectiva en otro. Por ello, es crucial que las innovaciones se adapten a las especificidades de cada contexto, asegurando así que sean pertinentes y efectivas. Este enfoque de adaptabilidad permite que las soluciones se moldeen según las necesidades locales, optimizando su impacto y relevancia. Adaptar el tipo de proyecto y la complejidad al entorno y la necesidad nos ayuda a alzar la vista y acompañar a los profesionales a imaginar un futuro prometedor.

Levantando la mirada a futuros horizontes

Imaginemos la transformación del sistema sanitario como el acto de elevar la vista hacia el cielo en busca de nuevas posibilidades. En este escenario, podemos comparar dos formas de explorar y expandir nuestros horizontes: una cometa y un dron. Ambos vuelan y nos llevan a mirar hacia arriba, pero lo hacen de maneras muy distintas y simbolizan diferentes tipos de proyectos de innovación en salud.

Una cometa, con su diseño sencillo y su manejo accesible, no requiere tecnología avanzada para volar; se eleva con el viento y ofrece la alegría de lo predecible y lo manejable.

Es accesible y realiza mejoras incrementales que pueden tener un impacto significativo sin necesidad de una gran inversión o cambio radical. Un ejemplo de cometa serían los proyectos que, utilizando tecnologías existentes y accesibles, como los datos de salud de un centro asistencial, ayudan a diagnosticar antes a los pacientes a riesgo de enfermar.

Por otro lado, el dron simboliza soluciones disruptivas que tienen el potencial de transformar el sistema. Utilizar IA para analizar grandes bases de datos y desarrollar algoritmos de medicina personalizada es un ejemplo de un proyecto dron. Estos proyectos son como drones que requieren una tecnología más sofisticada y una inversión considerable, pero pueden alcanzar lugares y realizar tareas que una cometa nunca podría. Abren nuevos caminos que antes parecían inaccesibles.

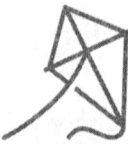 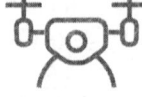

Cometas	Drones
• Innovación incremental	• Innovación disruptiva
• Más nuclear y cercana al rendimiento presente	• Más transformacional
• Más sencilla y escalable	• Más compleja y con mayor necesidad de adaptación
• Impacto en el corto plazo	• Impacto en el medio y largo plazos
• Horizonte cercano	• Horizonte lejano
• Precisa de tecnología existente	• Precisa desarrollo de nuevas tecnologías
• Es más cercana al momento actual de las organizaciones sanitarias	• Requiere transformación cultural y gestión del cambio

Para que el sistema sanitario se transforme y prospere, necesita tanto cometas como drones. Las cometas, con su simplicidad y efectividad para mejoras continuas, aseguran que podamos hacer frente a los desafíos actuales de manera efectiva, mejorando la calidad y la eficiencia del cuidado día a día. Los drones, aunque más complejos y costosos, son esenciales para llevar a cabo cambios revolucionarios que redefinirán lo que es posible en el cuidado de la salud.

Equilibrar los proyectos «cometa» y «dron» dentro de un portafolio de innovación en salud es necesario, y prepara el sistema sanitario para responder a las necesidades presentes y a los desafíos futuros.

En la búsqueda incansable de mejoras y avances en el sistema sanitario, es fundamental recordar que la innovación no es un fin en sí mismo. La innovación es una herramienta al servicio de dar soluciones a problemas complejos: mejorar la atención al paciente, aumentar la eficiencia del sistema sanitario y, en definitiva, salvar vidas.

¿Podemos escalar la metodología de transformación?

Ya hemos visto por qué puede ser un error pensar en aplicar soluciones digitales como un algoritmo de IA. Ahora bien, las metodologías de innovación sí se pueden escalar. Nos ofrecen un marco estructurado que puede aplicarse en diferentes contextos para guiar el desarrollo, implementación y evaluación de nuevas soluciones. Estas metodologías se centran en procesos y principios que son universales, permitiendo su aplicación en diversas situaciones con ajustes mínimos. Una metodología bien definida proporciona un camino claro a seguir, con etapas que incluyen desde la identificación de necesidades hasta la evaluación de resultados. Este marco estructurado es flexible, y permite adaptaciones según el contexto específico, pero manteniendo una consistencia en el enfoque que facilita la repetición del proceso en diferentes entornos.

Es crucial que las innovaciones se adapten a las especificidades de cada contexto, asegurando así que sean pertinentes y efectivas. Este enfoque de adaptabilidad permite que las soluciones se moldeen según las necesidades locales, optimizando su impacto. Veamos un ejemplo en el capítulo siguiente.

13.
Inteligencia artificial: una oportunidad emergente

La IA tiene el potencial de transformar el ámbito de la salud, la tecnología y la innovación. Los algoritmos están jugando un papel crucial en la identificación y diagnóstico temprano de patologías cómo las enfermedades raras, que tradicionalmente han sido difíciles de detectar debido a la complejidad y diversidad de síntomas, así como a la falta de conexión de toda la información clínica a lo largo del viaje de un mismo paciente.

Imaginemos un algoritmo desarrollado por un centro internacional de investigación, cuyo propósito es ayudar a identificar pacientes con enfermedades raras a través del análisis de historias clínicas electrónicas. Este potencial algoritmo utiliza técnicas avanzadas de IA con procesamiento del lenguaje natural y aprendizaje automático para analizar la información contenida en los textos de las todas las historias clínicas de un mismo paciente, tales como notas médicas, informes clínicos y registros históricos de visitas. La capacidad de analizar texto libre es clave, ya que los síntomas y antecedentes de los pacientes suelen describirse de manera narrativa y no en formato estructurado. Este enfoque permite al algoritmo buscar patrones que de otro modo podrían pasar desapercibidos para los médicos, especialmente en el caso de enfermedades que presentan síntomas sutiles o dispersos.

El algoritmo analiza diferentes aspectos de los pacientes, tales como:

- **Síntomas individuales y sus combinaciones**: los síntomas aparentemente aislados, como fatiga crónica, dolor articular y problemas gastrointestinales, pueden ser considerados poco significativos si se observan por separado. Sin embargo, el algoritmo puede detectar patrones de coincidencias entre estos síntomas que sugieran una condición subyacente específica.
- **Historial de visitas repetidas**: los pacientes con enfermedades raras suelen visitar el sistema de salud con frecuencia debido a síntomas que son difíciles de diagnosticar. El algoritmo analiza las visitas repetitivas por diferentes síntomas no relacionados y evalúa si existe una correlación subyacente entre ellos.
- **Correlaciones de datos**: el algoritmo también tiene en cuenta la información sobre pruebas diagnósticas, tratamientos anteriores y respuestas a terapias, buscando indicadores que sugieran una enfermedad rara concreta.

Por ejemplo, un paciente podría haber sido atendido por problemas respiratorios, trastornos dermatológicos y dolor muscular durante años, y cada uno de estos problemas se ha tratado de manera aislada. El algoritmo tiene la capacidad de correlacionar estos síntomas a lo largo del tiempo y proponer un diagnóstico de una enfermedad rara subyacente, como una condición genética que afecta a múltiples sistemas del cuerpo.

Uno de los mayores desafíos en la implementación de este algoritmo es adaptarlo a cada entorno sanitario. Cada región sanitaria y cada centro es único, con variaciones en los sistemas de información, los protocolos de documentación, los lenguajes utilizados y la estructura de las historias clínicas. Estas diferencias requieren una adaptación significativa del algoritmo para que pueda ser útil en distintos sistemas de salud en campos como pueden ser:

- **Estándares de interoperabilidad**: los sistemas de HCE pueden utilizar diferentes estándares de datos y formatos, lo que significa que el algoritmo debe adaptarse para poder integrarse con los sistemas locales y acceder a la información necesaria.
- **Cumplimiento regulatorio**: cada país o región tiene regulaciones específicas sobre el manejo de datos de salud, como el GDPR en Europa, lo que implica que el algoritmo debe cumplir con normativas locales para garantizar la privacidad y seguridad de los pacientes.
- **Personalización para el contexto local**: cada centro sanitario tiene diferentes formas de registrar informa-

ción, así como distintos niveles de desarrollo tecnológico. El algoritmo necesita ajustarse para poder comprender el lenguaje médico utilizado localmente y trabajar con los datos disponibles.

Por ejemplo, en un hospital en un contexto específico, los síntomas pueden registrarse detalladamente, mientras que, en un hospital de otro continente, la información puede ser más limitada y los registros menos específicos. En estos casos, el algoritmo debe adaptarse para trabajar con los datos disponibles sin comprometer la precisión del análisis.

En la transformación del sistema sanitario es crucial comprender la diferencia entre adaptación y escalabilidad. Las soluciones innovadoras necesitan ser adaptadas a las particularidades de cada contexto para garantizar que sean efectivas y relevantes. Esta adaptación implica personalizar tecnologías y procesos para ajustarse a las dinámicas locales de cada centro sanitario, asegurando así una implementación efectiva que beneficie tanto a los profesionales como a los pacientes.

Por otro lado, las metodologías de innovación son las herramientas que permiten guiar este proceso de forma consistente y efectiva en diferentes entornos. Estas metodologías, escalables y estandarizables, ofrecen una estructura clara para la implementación de innovaciones y aseguran que los principios fundamentales de la innovación se mantengan intactos. Implementar un enfoque dual que combine la adaptación de las soluciones con la escalabilidad de las metodologías es esencial para construir un sistema sanitario resiliente y adaptable. De esta forma, podemos garantizar que la innovación sea más que un éxito aislado y se convierta en un proceso replicable y continuo que impulse la mejora de la salud global.

La inteligencia artificial, nueva revolución en salud

La IA se perfila como la siguiente gran revolución industrial, prometiendo transformar profundamente la manera en que vivimos y trabajamos. Los estudios demuestran que las personas que utilizan IA en sus procesos laborales son un 40 % más eficientes y tardan un 20 % menos en completar sus tareas. Esta mejora sustancial no solo representa una ganancia en tiempo y recursos, sino también en la capacidad para abordar problemas complejos con mayor rapidez y precisión.

En esta nueva era, los humanos que emplean IA se convierten en «centauros», una poderosa combinación de humano y máquina que trabaja en conjunto para resolver desafíos. Este concepto, inspirado en la mitología, refleja la sinergia entre la creatividad y el juicio humano con la capacidad de procesamiento y análisis de la máquina. A medida que la IA continúa evolucionando, su impacto en la economía y la sociedad se vuelve cada vez más evidente. La capacidad de automatizar tareas rutinarias permite a los trabajadores concentrarse en actividades más estratégicas y creativas, potenciando su rol en el entorno laboral. Todas las revoluciones, incluida la tecnológica, vienen acompañadas de la aparición de nuevos perfiles de trabajo, así como la evolución de los ya existentes. No creo que las tecnologías vayan a sustituir a los profesionales sanitarios. Pero es posible que los profesionales sanitarios que incorporen la IA a su trabajo estarán por delante. Además, la IA facilitará la toma de decisiones basada en datos, mejorando la precisión y reduciendo el margen de error. En este contexto, la adopción de IA no solo se ve como una ventaja competitiva, sino como una necesidad para mantenerse relevante en un mundo cada vez más digital y acelerado. La próxima revolución industrial ya está en marcha, y la IA está en su centro, prometiendo un futuro de colaboración y eficiencia sin precedentes.

La IA en el ámbito de la salud es un tema que suscita tanto fascinación como preocupación. A medida que la tecnología avanza, la integración de la IA en los sistemas de salud se ha acelerado, ofreciendo promesas de mejoras significativas en la eficiencia, la precisión del diagnóstico y la personalización del tratamiento. Sin embargo, esta integración también ha generado miedos y dudas, tanto entre los profesionales de la salud como en la población general.

Pongamos foco en no perder la humanidad en la atención médica. Uno de los miedos más comunes es que la creciente automatización mediante IA pueda despersonalizar la atención médica, reduciendo el contacto humano crucial para el cuidado. La empatía y el entendimiento humano son aspectos fundamentales de la medicina, y debemos asegurar un uso ético de la IA.

Con las alucinaciones y sesgos que puede producir la IA surge la pregunta de quién es responsable cuando un algoritmo está involucrado en un error de diagnóstico o tratamiento: ¿el fabricante de *software*, los médicos que utilizan la herramienta o ambos?

No olvidemos la importancia de la privacidad y la seguridad de los datos. La IA en salud requiere el acceso a grandes conjuntos de datos de salud personales, lo que plantea preocupaciones significativas sobre la privacidad y seguridad de estos datos. El riesgo de violaciones de datos, uso indebido de información sensible y la posibilidad de ataques cibernéticos son aspectos que aún generan considerable ansiedad.

Diseñemos una IA que no genere desigualdad en el acceso a la atención médica: existe el temor de que la IA pueda exacerbar las desigualdades existentes en la atención médica debido a la sistematización de sesgos en el análisis o la creación de contenidos. Respetemos la autonomía del paciente y empoderemos su capacidad de tomar decisiones poniendo la IA a su servicio.

Para abordar estos miedos es crucial que la implementación de la IA en salud se haga de manera ética y de acuerdo con las regulaciones. Esto incluye establecer marcos legales y regulaciones claras para el uso de la IA. Así como incorporar marcos evaluativos de la IA que incluyan validaciones de su impacto en entornos asistenciales reales. Sin olvidarnos de involucrar a los profesionales de la salud y pacientes en el desarrollo y evaluación de tecnologías de IA para asegurar que estas herramientas complementen y mejoren la atención médica, en lugar de reemplazar el juicio humano. También asegurar una ciberseguridad robusta para proteger los datos de salud contra accesos no autorizados y violaciones. Asimismo, debemos garantizar la transparencia en los algoritmos de IA para que los usuarios entiendan cómo y por qué se toman decisiones.

El futuro de la IA en salud ofrece oportunidades sin precedentes para mejorar la atención y los resultados para los pacientes. Al abordar proactivamente los dilemas éticos, identificar los riesgos, garantizar la seguridad y trabajar hacia soluciones inclusivas, podemos asegurar que la tecnología sirva al bienestar de todos.

La IA tiene el potencial de revolucionar el ámbito de la salud de maneras que nos continuarán sorprendiendo. Desde el descubrimiento de nuevos medicamentos hasta el seguimiento automatizado del paciente, la IA está abriendo oportunidades que antes parecían imposibles. Por ejemplo, los algoritmos de IA están siendo utilizados para analizar miles de compuestos químicos en cuestión de días y determinar cuáles tienen la mayor probabilidad de convertirse en medicamentos eficaces, reduciendo drásticamente el tiempo necesario para el descubrimiento y desarrollo de fármacos. En el seguimiento del paciente crónico, sistemas de IA están ayudando a dar seguimiento domiciliario a los pacientes mediante llamadas automatizadas con IA conversacional y generando alertas cuando detectan algo inusual, permitiendo una asistencia más rápida y eficiente. También vemos cómo la IA está mejorando el diagnóstico de enfermedades, como el cáncer, a través del análisis de imágenes con una precisión que supera la capacidad humana en algunos casos.

¿Te imaginas poder introducir tu historial médico en una herramienta de IA que te ayude a interpretarlo o incluso a detectar patologías no diagnosticadas? Más aún, ¿imaginas lo que significaría hacer esto con todas las historias clínicas de un sistema sanitario? Gracias al procesamiento del lenguaje natural, podríamos detectar enfermedades de manera precoz y prevenir su aparición o tratarlas antes de que se agraven. Esta tecnología ya es posible, y el reto ahora radica en la integración y transformación del sistema de salud para aprovechar al máximo su potencial. Gracias a la IA generativa, capaz de generar e interpretar texto, imagen o vídeo, cada vez surgen más oportunidades para automatizar procesos rutinarios, mejorar el análisis de datos masivos y personalizar el cuidado médico. Incluso la IA conversacional, como los *chatbots*[1] médicos, está ayudando a responder preguntas básicas de salud y a guiar a los pacientes durante su recuperación. Todo esto hace evidente que la IA en la salud se merece otro libro entero y, de hecho, ya está en proceso de creación en este momento. La magnitud del impacto de la IA en salud es asombrosa, yo he querido compartir lo fundamental, no enfocar nuestra primera conversación en el futuro de las tecnologías en salud.

---

1. Asistentes virtuales con inteligencia artificial diseñados para interactuar con los usuarios en lenguaje natural y simular conversaciones.

Os animo a continuar este viaje de curiosidad y aprendizaje, a seguirnos sorprendiendo con la complejidad de un concepto tan amplio como es la salud y la transformación de los sistemas sanitarios. Tú eres parte del futuro de la salud.

Epílogo

La transformación del sistema sanitario no es solo una tarea de expertos y profesionales de la salud, sino un esfuerzo colectivo que nos concierne a todos. Los desafíos a los que nos enfrentamos, desde la cronicidad hasta el envejecimiento de la población y las epidemias, nos invitan a repensar cómo queremos que sea el sistema que cuida de nuestras vidas. He compartido en este libro reflexiones, experiencias y soluciones innovadoras porque creo firmemente que, si todos aportamos nuestra visión, podemos construir un sistema de salud más equitativo, eficiente y humano.

La innovación y la tecnología están redibujando el panorama de la salud, ofreciéndonos un sinfín de oportunidades para mejorar la atención y optimizar el sistema desde dentro. Sin embargo, para aprovechar estas oportunidades, necesitamos tu voz, tus preguntas y tus ideas.

> **El talento es la medicina del futuro.**
> **No basta con descubrir avances; es el compromiso**
> **y la destreza de las personas lo que realmente cura.**

Te invito a continuar esta conversación más allá de estas páginas. Únete a **Beyond Healthcare**, mi *newsletter* en LinkedIn, donde exploramos cómo la digitalización, la IA, el valor de los datos y las colaboraciones público-privadas están transformando la atención sanitaria y el futuro del sistema de salud.

¡Sigue el diálogo en **Beyond Healthcare**!

Agradecimientos

A lo largo del proceso de escribir este libro, no pude evitar recordar la famosa frase de *Las aventuras de Huckleberry Finn*: «Si hubiese sabido el gran reto que supone escribir un libro, tal vez no lo hubiera intentado». Sin embargo, a medida que avanzaba, entendí que las grandes aventuras siempre valen la pena, no por los caminos que recorremos, sino por las personas que nos acompañan.

Mirando hacia atrás, me doy cuenta de que este libro no es solo el resultado de mi esfuerzo, sino de la inspiración, el apoyo y la paciencia de quienes han estado a mi lado.

Agradezco a mi familia, por recordarme que los sueños grandes son los que se construyen paso a paso. A mis amigos, por las risas que equilibraron las largas noches de trabajo. Y a quienes, con un consejo, una palabra de aliento o incluso un silencio oportuno, hicieron que este reto fuera posible.

Gracias a Xavier, por su guía y continua inspiración; a Francesc, por la infinita pasión y mentoría; a Jordi, por tener los brazos abiertos al talento que cura; a Mercedes, por ir siempre más allá; a Pau, por el apoyo incondicional que es la mecha de todo. Sin vosotros tal vez no lo hubiera intentado y, sin duda, no lo habría logrado.

Este libro representa toda una red de profesionales y amigos que me inspiran, que me han enseñado que «el talento cura». Sois el combustible para seguir apostando por la transformación del sistema sanitario y por mejorar la salud de las personas.

Gracias a Rick, Marta, Isabel, Toni, Vicenç, Jesús, Núria, Joan, Inma, Toni, Manel, Isabel, Antoni, Carmen, Armando, Irene, Karoline, Clara, Gonzalo, Gerard, Yolima, Clara, Rocío, Denise, Noé, Alba, Lluís, Adrià, Laura, Jaume, Magda, Carla, Patricia, Raquel, Luisa, Miguel, Antonio, Katy, Rafa, Alfonso, Álvaro, Charo, Nuria, Jorge, Rosamarta, Chary, Miguel, Robert, Yvan, José María, Meritxell, Pello Latasa, Christian, Cristina, Izabel, Andrea, Marina, Cristina, Sara, María, Jordi, Marta, Pol, Ramón, Rosa María, Montse, Hugo, Vicenç, Rosa, Ingrid, Ana, Josep, Begoña, Núria, Diana, José, Orlando, Alex, Simón, Gregorio, Toni, Eva, Oscar, Miquel, Paula, Laia, Nina, Eva, Vicky, Diego, Isabel, Cristina, Manuel, Beatriz, Marisa, Rocío, Fátima, Cristina, María José, Silvia, Belén, Adri, Jordi, Roi, Pedro, Raquel, Toni, Sandra, Marta, Yolanda, Carlos, Anna, Cristina, Marina, Juan, Manuel, Susana, María, Sandra, Pilar, Gloria, Jordi, Elena, Ana, Ana, Ignacio, Laura, Pablo, Fernando, Juancho, Antonio, Carolina, Sandra, Orlando, Esteve, David, Magda, Arantxa, Anna, Carlos, Patricia, Toni, Elena, Xenia, Julio, Quique, Nuria, Vicente, Paloma, Guillermo, Leticia, María, Pedro, Jorge, Telma, Elena, Ana, Candela, Josep, José, Juanjo, Soledad, Anna, Xavier, Rafa, Artur, Ángeles, Paloma, Gabriel, Javier, Marc, Antonio, Alfonso, Esteve, Manel, Carlos, Anne, Mercedes, Ana María, Julia, Amós, María José, Jorge, Israel, Josep María, Mireia, Pedro, Carlos, Sol, Conchita, Roser, Soledad, Valentín y tantos más que, aunque no pueda nombrarlos a todos aquí, saben cuánto valoro su apoyo. Cada proyecto, cada conversación y cada café son parte de este libro.

Gracias por ser parte del camino a los equipos de los centros sanitarios, organizaciones internacionales, centros de investigación, asociaciones científicas, instituciones públicas, compañías biomédicas y organizaciones no gubernamentales de las que he formado parte. Gracias también a todos los compañeros de viaje de la Universidad Autónoma de Madrid, la Universidad de Barcelona, la Universidad Autónoma de Barcelona, la Universidad Pompeu Fabra, Esade, IESE y Harvard Business School por todo el tiempo que compartimos en las aulas y en la vida.

Como decía Borges, «uno no es lo que es por lo que escribe, sino por lo que ha leído». Pero también, añadiría yo, por lo que aprende de los demás. A todos vosotros, este libro también os pertenece.

Gracias por ser parte de este viaje.

Su opinión es importante.
En futuras ediciones, estaremos encantados
de recoger sus comentarios sobre este libro.

Por favor, háganoslos llegar a través de nuestra web:

www.plataformaeditorial.com

Para adquirir nuestros títulos,
consulte con su librero habitual.

«*I cannot live without books*».
«No puedo vivir sin libros».
THOMAS JEFFERSON

Desde 2013, Plataforma Editorial planta un árbol
por cada título publicado.

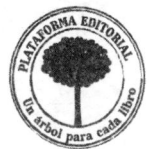

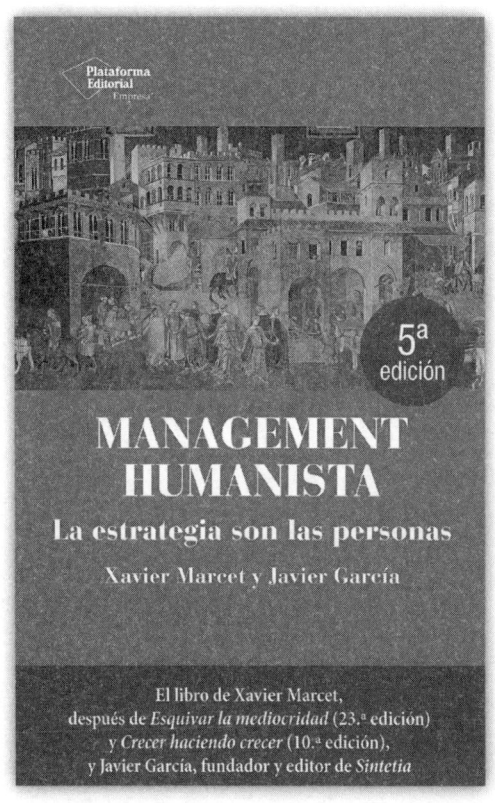

Se está gestando un *big bang* empresarial similar
al del Renacimiento del siglo XV, que supuso
un punto y aparte en el progreso de la humanidad.
Lo que Xavier Marcet y Javier García denominan
management humanista.